I0765363

ALLINEATI CON L'UNIVERSO

Guida in 3 passi per
la tua trasformazione,
benessere e successo

Elena del Río

Traduzione di Valentina Garavelli

*Dedicato ai miei figli, Jimena e Javi,
per essere la mia maggior fonte di ispirazione,
motivazione e guida per tutto il mio processo di
trasformazione.*

*Dedicato anche a te, lettore, perchè i semi della
trasformazione, del benessere e del successo germinino e
perpetuino.*

Indice

INTRODUZIONE

Cosa ti porta qui? Segnali?

Sono molto contenta che ti sia sentito attratto da questo libro. Forse sai già che non esistono le casualità e che quindi nemmeno il fatto che tu stia leggendo queste righe in questo momento lo è.

Se hai deciso di dargli un'occhiata è perchè sicuramente stai vivendo una forma di dibattito interiore riguardo alla tua vita: ciò che realmente desideri per te, ciò che sei ora o ciò che sarai o vorresti essere nei prossimi anni. Tutte queste questioni di solito sorgono dentro di noi, ad un certo punto della nostra vita e solo quando siamo in grado di dare loro risposte, organizzarle e interiorizzarle. Quando siamo in grado di trasformarci e crescere personalmente e spiritualmente, solo allora arriviamo a sperimentare il vero benessere e il successo.

A volte, questo dibattito interiore di cui stiamo parlando si manifesta come una sensazione di mancanza di felicità, di vuoto o di insoddisfazione. Altre volte arriva ad influire così tanto su di noi da riflettersi fisicamente in una qualche forma di infermità. In realtà questi sentimenti e queste malattie sono le sfide che ci si presentano durante la vita e ci spingono a crescere; sono occasioni per allinearci con l'universo secondo il piano originale che avevamo questo siamo giunti su mondo con la missione di servire ed apprendere.

E così, anche se in questo momento ti senti scontento o vuoto, o stai soffrendo per una malattia, puoi star certo che non si trata della manifestazione di un capriccio, di sfortuna o delle pure circostanze.

Consideralo invece un segnale rivelatore, che ti invita a superare i tuoi limiti, a conoscerti per come sei veramente e ad operare dei cambi nella tua vita, per il tuo bene.

Alla nascita, proveniamo da una fonte infinita e, da piccoli, ci troviamo perfettamente in armonia con essa. Iniziando a intraprendere il nostro percorso di vita, riceviamo informazioni dalle persone che ci circondano, che sembrano sapere "ciò che siamo o ciò che dovremmo essere", e quindi può succedere che perdiamo la nostra connessione. Perdere la connessione implica che potremmo star vivendo la vita che altri desiderano per noi e che stiamo negandoci cose perchè questo è ciò che ci si aspetta da noi a livello famigliare, culturale o sociale; se accettiamo di essere e di vivere come gli altri ci hanno detto, sarà molto probabile che svilupperemo questi sentimenti di insoddisfazione rispetto alla nostra vita, a quello che facciamo o alle circostanze che ci si presentano.

È vero, tuttavia, che alcune persone sono in grado di mantenere questa connessione in modo inconscio e del tutto naturale, senza nemmeno esserne consapevoli o averlo pianificato. Sono persone che sono solitamente positive, felici, piene di gratitudine e che non sembrano lasciarsi particolarmente influenzare dalle circostanze, nel bene o nel male. Vivono bene, stanno bene e non hanno particolari motivi per lamentarsi. Si godono la vita, qualunque essa sia, e hanno un lavoro che le soddisfa; sono felici. Sono allineate con l'universo: sono se stesse, si evolvono nel benessere della vita, anche se non ne sono pienamente consapevoli.

Altri invece potrebbero aver bisogno ad un certo punto di sperimentare i segnali di stanchezza, solitudine, insoddisfazione o scontentezza che li porteranno ad intraprendere un processo probabilmente più consapevole di trasformazione della propria realtà, ritornando all'originale allineamento con la nostra sorgente di vita. Non dovremmo per questo sentirci in colpa, ma piuttosto, al contrario, vederlo come una benedizione che ci farà sperimentare e godere di questi nuovi aspetti vitali legati alla nostra espansione della coscienza e al nostro nuovo allineamento con l'universo.

"Il dolore non deforma... trasforma" ANONIMO

Segnali della necessità di allineare noi stessi con l'universo

A volte capita di non sentirsi bene con ciò che si ha. Magari i beni materiali che abbiamo accumulato sono abbondanti, la posizione lavorativa e/o le relazioni sociali buone, ma sentiamo che dentro di noi manca qualcosa, come se avessimo delle **aspirazioni al di là di ciò che abbiamo ora, anche se non sappiamo definirle chiaramente**. Oppure, viviamo con un **sentimento latente di insoddisfazione e scontentezza** senza sapere bene il perchè, visto che la nostra situazione non è tanto male. **Oppure potremmo sperimentare un senso di mancanza costante in una delle aree della nostra vita o addirittura sviluppare una qualche forma di malattia fisica o emotiva** comparsa apparentemente dal nulla, senza giustificazione.

Esistono diversi livelli che abbiamo bisogno di sviluppare nella nostra vita, quindi a volte questa sensazione di vuoto, disagio o malcontento o questa inquietudine provengono da una specifica area emozionale o più di una, ma non necessariamente tutte.

Non è necessario sperimentare una crisi vitale che coinvolga tutti i livelli emotivi per riconoscere i segnali. A volte può succedere che sia coinvolta l'area delle relazioni personali o degli amici o quella della salute e forma fisica; o quella del lavoro o della stabilità economica.

In ogni caso, è opportuno iniziare non solo ad alleggerire i nostri sentimenti, ma anche a provare gratitudine per queste situazioni, dato che sperimentandole e riconoscendole potremo operare dei cambi nelle nostre vite che ci porteranno ad una vera soddisfazione vitale. E' la combinazione delle polarità che ci allontana dalla nostra connessione originale per conoscere l'opposto negativo, l'antitesi, per poi tornare di nuovo ad allinearci in modo consapevole a ciò che siamo realmente.

E' importante avvertire questi segnali <u>ora</u>, indipendentemente dall'età o al momento in cui si avvertono, il fatto è che proseguiamo in questa umana esperienza per poterci dirigere dove desideriamo. Non importa dove siamo arrivati, ciò che sentiamo o ciò che abbiamo fatto fino ad ora... l'importante è che dal momento in cui siamo capaci di riconoscere i segnali della necessità di un cambiamento, abbiamo il **potere di migliorare la nostra vita.**

Questi segnali, cosa implicano nella nostra vita?

In termini generali ciò che implicano è che abbiamo bisogno di apportare cambiamenti nella nostra esperienza umana, perchè sia di nuovo possibile realizzare il nostro scopo originale e avanzare nella nostra vita in una simbiosi di benessere e apprendimento.

"Follia è fare sempre la stessa cosa e aspettarsi risultati diversi" Einstein

Non possiamo aspettarci di star bene se ci ostiniamo a continuare a fare esattamente quello che abbiamo fatto negli ultimi tempi. E' la situazione della mosca che colpisce la finestra chiusa: la mosca continua a tentare di attraversare il vetro senza mai rendersi conto che questa azione, anche se ripetuta infinitamente, non la farà arrivare dall'altra parte ma piuttosto la farà morire nell'intento. Per questo, **bisogna essere capaci di cambiare strategia;** magari è sufficiente fermarsi un momento, vedere se la finestra si può aprire o se è possibile volare da un'altra parte in cerca di una porta o un'altra finestra aperta da cui possiamo passare.

A volte questo "cambio di strategia" è semplice mentre in altre occasioni è più profondo e complicato. Ma che cosa so, io, di questo allineamento con l'universo? In realtà, il viaggio nel mondo della trasformazione e la mia trasformazione personale sono iniziati appena un anno e mezzo fa. Ovviamente, fino ad allora ho vissuto in continua evoluzione come tutti gli altri, con momenti di maggiore e minore benessere, tra successi e fallimenti. Tuttavia, come ho detto, non è stato fino a poco meno di un anno e mezzo fa che il vero seme del cambiamento è realmente germinato in me.

L'universo vigila sempre sul nostro bene e sul nostro apprendimento, reindirizzandoci se necessario nella giusta direzione. Per questo, per quanto riguarda la mia vita, ci fu un momento in cui i segnali che qualcosa non era giusto e doveva cambiare si manifestavano praticamente in modo costante. Ho lasciato il mio lavoro all'improvviso e ho intrapreso il mio viaggio in modo indipendente. In quel momento, ho iniziato a ricevere molte informazioni, inizialmente piuttosto legate a quello che sarebbe stato il mio nuovo compito di editrice della mia rivista. Poi arrivarono anche letture e video su argomenti trasformazionali, che vivendo le circostanze in cui mi trovavo, mi aiutarono a rimanere positiva e a pensare che ero sulla "strada giusta": quella dell''apprendimento. Wayne Dyer, Louise L. Hay, Bob Proctor, Mary Morrisey, Peggy McColl, Mabel Katz, Deepak Chopra, Marianne Williamson, Rhonda Byrne, Gregg Braden, T. Harv Eker, la visualizzazione, la meditazione, il Reiki, il tapping... tutto e tutti mi ispirarono (in molti casi senza saperlo) e mi servirono per svegliarmi e vivere la mia nuova rinascita.

"Quando lascio andare ciò che sono,
divento ciò che potrei essere.
Quando lascio andare ciò che ho,
ricevo ciò di cui ho bisogno" LAO TZE

Una volta ho letto che quando "la vita ti nega qualcosa è perchè ha in serbo per te qualcosa di meglio". È una affermazione tanto vera quanto difficile da accettare. Tendiamo ad impegnarci o a combattere per ciò che crediamo sia giusto per noi e per cambiare le nostre circostanze, provocando così frustrazione e delusione. Questo era il mio caso, con il lavoro che avevo. Mi sentivo come in lotta per essere riconosciuta e perchè mi concedessero i miei meriti.

In seguito **avrei imparato due cose importanti:** una, che a volte questo **malcontento è il risultato di non perseguire il nostro vero proposito nella vita o di aver terminato una tappa di apprendimento e servizio** in qualche senso e che, pertanto, è necessario un cambio. E due, che **il cambio deve iniziare dentro di noi.**

In un'occasione, vidi un video sull'adattamento della rana che mi parve un esempio eccellente di questo primo aspetto. Pare che le rane si adattino alla temperatura circostante, quando questa aumenta gradatamente. Questa caratteristica *di per sè* non comporta nessun problema (la capacità di adattamento, anche nell'essere umano, è una qualità positiva); i problemi iniziano quando l'ambiente circostante è tanto critico da rappresentare una minaccia per la vita. La rana non si rende conto dei graduali cambi della temperatura e continua ad adattarsi fino a morire nel tentativo di adattamento. Sarebbe sufficiente saltar via in tempo. E' una metafora della nostra più grande sfida: comprendere coscientemente se dobbiamo perseverare ulteriormente nel nostro intento oppure se è il momento di saltar via per evitare la nostra fine, figurativamente parlando.

L'altra cosa importante che ho imparato è che il cambio deve iniziare dentro noi stessi e che solo così possiamo cambiare la nostra realtà.

"Sii il cambio che vuoi vedere nel mondo"
GANDHI

Il potere del cambiamento è per te, non per far cambiare gli altri; gli altri cambiano solo quando sono pronti a cambiare. Questo non significa essere conformisti, anzi, al contrario, implica che bisogna immergersi nel cambiamento, ma nel primo di questi, che è quello di se stessi: la nostra stessa trasformazione. Una volta che ci trasformiamo, il mondo intorno a noi, vibrando, si manifesterà in consonanza.

Chi mi conosce potrà testimoniare che sono sempre stata una persona inquieta, ho sempre avuto la volontà di impegnarmi molto e tendo a non accettare le cose tutto subito solo perchè mi è stato detto da questa o quella "autorità". Non che mi distinguessi per mettere in discussione tutto indipendentemente, solo che dentro di me sentivo che ci doveva essere una spiegazione logica e sensata per ciò che succedeva intorno a me e, altrimenti, non ero convinta. Ciò che voglio dire è che, probabilmente, sono sempre stata "più razionale" del normale, sembra quindi che porsi questioni più spirituali come sto facendo ora non si sposi con il mio percorso di vita. Come tutti però, anche io ho vissuto e continuo a vivere la mia propria evoluzione.

Non ci sono prove che questa guida funzioni per tutti, a parte della mia propria esperienza estrapolata per voi. Tuttavia, ora che confido più nel potere dell'intuizione che nella logica e nel buon senso, avverto la grande sensazione che non solo scrivere questo libro sia positivo per me, ma anche per molte altre persone... e spero ti senta incluso anche tu.

I concetti e le idee sulla trasformazione personale e spirituale si mescolano, ma cercherò di dar loro una forma nel corso di tutto il libro in modo che ti siano più utili. La mia intenzione non è quella di offrirti una guida per dei cambiamenti concreti di cui la tua vita potrebbe aver bisogno, dal momento che solo tu puoi riconoscere e chiederti di cosa hai bisogno. Solo tu puoi sapere chi sei, cosa desideri e cosa ti fa sentire bene, così come scoprire o, meglio ricordare, il tuo specifico proposito di vita. Ti offro quindi questa guida per invitarti a seguire la tua propria linea di lavoro interiore e aiutare a portare luce al cammino che tu da solo percorrerai per allinearti nuovamente con l'universo.

Anche se la tua vita fila perfettamente e ti senti realizzato in ogni area: salute, relazioni, lavoro... sono sicura che queste informazioni espanderanno ulteriormente la tua coscienza e ti aiuteranno a prosperare in modo costante e appagante in tutti gli aspetti della vita.

Senza ulteriori indugi, per la tua trasformazione, il benessere e il successo, presento qui la guida,

P.S. Mi indirizzo a te, lettore, genericamente al maschile per facilitare la lettura. Non è mia intenzione escludere il genere femminile e le donne, dato che sono sicura che le lettrici saranno molte (donne come me!). E puramente una questione di semplicità e comodità.

I miei migliori auguri a tutti voi,
Elena

LA GUIDA

"Signore, mostrami i tuoi cammini.
Guidami per i tuoi sentieri"
SALMI 25:4

Quando iniziamo a prendere in mano le redini della nostra vita e ci inoltriamo nelle informazioni che abbiamo a disposizione nel mondo ci sentiamo sopraffatti. Leggiamo libri che ci possano ispirare, vediamo dei video e ci informiamo sulla vita di successo di altre persone. Prendiamo coscienza del fatto che certe cose non funzionano del tutto bene nella nostra vita e sentiamo che dobbiamo cambiare alcuni aspetti per sentirci meglio, ma... non sappiamo da che parte iniziare. Alcuni la chiamano "infossicazione" (intossicazione da informazioni), che finisce per risultare, nella gran parte dei casi, in una paralisi: ci sarebbe tanto da fare e da disfare per migliorare che, alla fine, ci carichiamo di stress, ci paralizziamo e gettiamo la spugna praticamente prima di cominciare. Altre volte, persino alcune indicazioni di crescita personale possono disorientarci ulteriormente, visto che magari ci invitano a rincorrere i nostri sogni, sogni che potremmo non essere in grado di riconoscere e mettere in pratica in questo momento.

Il mio proposito con questa guida è fornirti **dei passi progressivi** da seguire e delimitare le **tappe che sperimenterai: trasformazione– benessere– successo.**

Iniziamo.

1. <u>Prima Tappa:</u>
TE STESSO
(La tua trasformazione)

La tua trasformazione implica che tu sia disposto a lasciare la tua zona di comfort. La zona di comfort è definita da tutte quelle situazioni in cui ti senti a tuo agio, anche se non sono necessariamente positive o ti arricchiscano. E' necessario un po' di coraggio; ne basta un po' (solo un po') per aprirti ad altre possibilità: aprirti al cambiamento, alla tua trasformazione. Sono convinta che tu abbia questo coraggio.

Ricorda, inoltre, che il cambiamento e la trasformazione sono solo tuoi. Sei tu che cambi. Non fai cambiare nessuno: non hai il potere su nessuno al di fuori di te. Tuttavia, questo potere implica già in sé qualcosa di molto grande e trascendentale.

"Anche se nulla cambia, se io cambio, tutto cambia"
Marcel Proust

1.I. Chi sei? Inizia con la conoscenza di te stesso

Magari la domanda "Chi sei?" potrà sembrarti semplice, molto banale, ma in realtà la maggior parte di noi non è in grado di rispondere correttamente. In molti casi ci sentiamo identificati con i nostri genitori, con i nostri antenati, con la nostra famiglia (sono figlio di... della tale famiglia...) o con la nostra provenienza (vengo dal tal quartiere... o dalla tal città... o da una comunità... o tale Paese...). A volte ci identifichiamo con il nostro curriculum: con i nostri studi, con la nostra carriera lavorativa, con i nostri successi o con i nostri insuccessi, con le aziende con cui abbiamo lavorato o con cui stiamo lavorando o con le nostre lettere di referenza.

Altre volte ci identifichiamo con i nostri beni: con l'appartamento o la casa in cui viviamo, con la macchina che guidiamo, con i vestiti e le scarpe che portiamo, con il cellulare, con il computer, con la borsa o addirittura con la lavatrice o il frigorifero che abbiamo.

Possiamo anche identificarci con le esperienze a cui abbiamo accesso: i ristoranti che frequentiamo, il cibo che mangiamo, i viaggi che possiamo permetterci, comprendendo le diverse città e paesi che possiamo visitare.

A volte ci identifichiamo con l'opinione che gli altri hanno di noi e, per questo motivo, siamo spesso preoccupati dell'immagine che proiettiamo e che gli altri possono percepire da noi.

Ma qual è la realtà? Siamo tutto questo? O, per meglio dire, siamo solo questo? **Chi sei veramente?**

COSA NON SEI

A volte ci è più facile definire e comprendere le cose quando escludiamo ciò che non sono; quando descriviamo l'assenza di certe caratteristiche, a volte possiamo cogliere più facilmente ciò che rimane e, quindi, ciò che È. È come il classico gioco da tavola in cui il partecipante di turno deve provare a comunicare al resto dei giocatori un film o un oggetto con gesti o disegni. Così, una sedia non è un albero, non è un fiume, non è un animale, non è una persona, non è un fiore, non è un frutto, non è una lampada, non è un televisore, non è un tavolo... e continuiamo ad escludere fino ad arrivare a ciò che è.

In realtà, ci arriviamo quando comprendiamo le possibili somiglianze che ha con altre cose che non è e apprezziamo le caratteristiche speciali, la natura, l'essenza e lo scopo specifico che ha. Così, al fine di definire chi sei, dovremmo iniziare a lasciar andare tutto ciò che sembri essere tu, ciò in cui ti hanno detto che ti dovevi sentire identificato, ciò che può risultarti molto familiare e simile a quello che sei veramente ma che invece è tremendamente diverso: è ciò che non sei.

Non sei i tuoi antenati, la tua famiglia, il nome ereditato da tua nonna, né i valori, le credenze o la reputazione dei tuoi genitori o fratelli. Puoi somigliargli molto fisicamente; puoi voler bene, e molto, a ciascuno di essi: l'amore nei loro confronti è più che legittimo, ma non ti trasforma nei loro ideali. Pensa che vogliamo bene ai nostri figli o ai nostri genitori anche se si comportano in modi con cui non siamo d'accordo, con cui non ci sentiamo identificati o di cui ci vergogniamo.

A volte le madri hanno la falsa convinzione che i figli siano una loro estensione. "È intelligente come me", "è brava come me", "è bella come me"... E forse lo è, ma solo con quel come me... perché, alla fine, è LEI, simile o no a me, a suo padre o a suo zio. Dobbiamo lasciarla (lasciarli) ESSERE ciò che sono, ciò che vogliono.

Altre volte, da genitori, ci si sente in imbarazzo o ci arrabbiamo se i figli non rispondono in nessuna situazione come avremmo fatto noi. A volte, si tratta di una gradita sorpresa e si mostrano ancora più generosi di quanto saremmo arrivati a concepire in una determinata situazione. Questo mi fa venire in mente mia nipote che, in un'occasione, passeggiando attraverso un mercato tematico aveva ricevuto un euro (non ricordo se fosse il padre o la madre che glielo aveva dato), e invece di chiedere di comprare qualcosa per sè, si voltò e lo mise nel cappello di un uomo che stava chiedendo la carità per strada pochi passi prima. Loro sono loro. Ognuno di noi è se stesso.

Succede anche al contrario, con i genitori. A volte pensiamo di dover essere come loro e ci sentiamo male se in qualche modo non soddisfiamo le loro aspettative.

La realtà è che, sebbene alcuni valori o convinzioni che devono essere condivisi da ogni membro del clan ci siano familiari, tutti noi abbiamo il potere di prendere le nostre decisioni, di pensare, sentire e credere in ciò che vogliamo; noi tutti possiamo e dobbiamo ESSERE noi stessi.

Possiamo condividere idee, convinzioni e valori con la nostra famiglia. Questo può accadere spesso, ma facciamo in modo che avvenga, come per qualsiasi altra cosa che accogliamo nella nostra vita, dopo averla passata attraverso il filtro personale del nostro essere. E non dobbiamo dispiacerci se non soddisfiamo le aspettative che alcuni membri della famiglia potrebbero avere su di noi, così come non pretendiamo da nessuno che sia o che pensi in un modo particolare. Lasciamo vivere gli altri senza pressioni, senza interferire nei loro sogni: da parte nostra, permettiamo a tutti di scegliere liberamente. Sicuramente è facile da consigliare, ma molto più difficile da mettere in pratica. Pertanto, a questo punto e per ora, concentriamoci sull'idea che tutti noi abbiamo il diritto di essere noi stessi, diversamente da ciò che i nostri parenti hanno pensato, creduto o fatto.

Non sei nemmeno il tuo circolo sociale: il tuo ambiente di lavoro, la tua scuola, i tuoi amici, i tuoi vicini... Né la tua comunità, il tuo quartiere, la tua città, il tuo paese, la tua cultura.

Come per il tema della famiglia, questi sono tutti fattori condizionanti presenti nella tua esperienza fisica, ma non definiscono la tua essenza. Se nel tuo paese o nella tua comunità, è opportuno vestirsi in un certo modo, comportarsi in un certo modo verso gli altri o parlare in un modo particolare, puoi condividere questi aspetti con gli altri, ma hai anche il diritto e il potere di creare il tuo proprio sistema di credenze e valori.

E quindi, **NON SEI LE CONVINZIONI E I VALORI EREDITATI dalla tua famiglia, dalla tua cerchia sociale o dalla tua cultura.** Non sei l'educazione che ti è stata data, né la TV, né gli annunci pubblicitari, né quello che vedi su Internet. Ciò non definisce il tuo essere, ma piuttosto i fattori condizionanti e le influenze che hai avuto dall'ambiente in cui si svolge questa particolare esperienza umana che stai vivendo. Puoi sostenere che questa influenza ti ha portato ad essere ciò che sei adesso, ed io ti dirò che **sei portato ad identificarti erroneamente con il risultato di questa influenza**. Le convinzioni e i valori ereditati possono arricchire, non c'è dubbio, ma possono anche limitare.

Quindi, quante volte abbiamo sentito la storia del ragazzo che non ha seguito il suo sogno di essere... x... perché le aspettative della sua famiglia o del suo ambiente sociale non gli hanno permesso di farlo! Il risultato potrebbe essere, alla fine, che questo ragazzo si identifichi con ciò che è diventato dopo che gli è stato tolto il suo sogno. Ma era questa l'essenza di quel ragazzo? Questo è il motivo per cui è molto importante cogliere progressivamente la prospettiva delle nostre vite.

Come possiamo capire il concetto di cogliere la prospettiva? Ti propongo un esercizio. Immaginati di fare un'esperienza in mongolfiera. A terra, prima di iniziare a fluttuare e con la cesta del passeggero ben piantata a terra, il campo visivo è limitato a tutto ciò che è in contatto diretto con la cesta del passeggero e nel raggio visivo più prossimo. Immagina un grande albero molto vicino alla cesta della mongolfiera. Il tuo campo visivo in questo momento rappresenta la tua famiglia, le credenze sociali e culturali. Queste credenze ti arricchiscono con la conoscenza immediata di ciò che hai intorno a te, è vero, ma possono portarti a pensare che sia l'unica cosa che esiste, l'unica cosa che sei. Immagina ora che il pallone inizi a salire; sentirai che il tuo campo visivo si sta espandendo. L'albero che era vicino alla cesta, laggiù, prima di iniziare a volare (metafora di qualche particolare convinzione), è ancora lì, ma ora puoi vederlo in un contesto più ampio, circondato o meno da un'immensità di alberi o con un fiume dietro, una maggiore prospettiva che ti aiuta a interpretarlo come piccolo o grande, per esempio. Quando la nostra prospettiva o la nostra coscienza si espandono, siamo in grado di relativizzare le credenze e i valori ereditati. Quindi, possiamo valutare la grandezza di alcuni di essi, quelli con cui ci sentiamo veramente identificati dopo aver acquistato prospettiva e averli passati attraverso il nostro filtro particolare, e liquidarne o eliminarne altri che non ci arricchiscono, ci hanno limitato o semplicemente non erano veri.

Ma come possiamo espandere concretamente la nostra prospettiva o la nostra coscienza? Credo che, in generale, lo facciamo <u>sviluppando l'abitudine di metterci in discussione e disimparando le cose</u>. Tendiamo a incorporare molto facilmente nella nostra vita le abitudini e le tradizioni che abbiamo ricevuto, che non sono altro che comportamenti che teniamo senza alcun ragionamento personale. Ci è stato detto (con una sorta di programmazione sin da piccoli, a scuola e a casa) che è necessario impegnarsi a scuola, ottenere sempre buoni voti e andare all'università per studiare qualcosa di molto richiesto e quindi trovare un buon lavoro. Ma perché deve essere questa la sequenza sensata che porta al "successo"? E tra l'altro, che cos'è il successo? Non potrebbe andare bene anche la seguente sequenza: andare a scuola, imparare a usare strumenti diversi, essere consapevoli di avere il potere di creare la propria vita secondo i propri sogni, imparare a vivere nel benessere e scoprire il proprio dono, la propria passione o il proprio scopo ultimo per offrirlo al mondo?

Sulle malattie poi, ci è stato detto che hai sbagliato qualcosa a livello fisico o semplicemente hai avuto sfortuna ed è successo a te, e ovviamente la soluzione è andare dal dottore in modo che prescriva delle pillole o ti rimuova qualcosa. Ma non potrebbe invece essere che le malattie siano, in qualche modo, "messaggeri" (segni, sintomi...) di un problema irrisolto con una causa mentale-emotiva o spirituale e il fatto che si presentino abbia un significato più benevolo rispetto a quello che gli attribuiamo? Qual è la vera causa della nostra malattia?

Ad un livello molto più quotidiano, vorrei raccontarti una vicenda di cui ho letto una volta e che aveva attirato la mia attenzione rispetto alle abitudini ereditate. Si parlava di un ragazzo che si era sposato da poco e la cui moglie aveva l'abitudine di cucinare sempre con la maniglia della casseruola sulla destra. Se per qualche ragione lui metteva la pentola con la maniglia dall'altra parte, lei la girava non appena se ne rendeva conto. Quando le chiese perché lo facesse, lei gli disse che a casa sua avevano sempre fatto così. Un giorno andarono a casa dei genitori della donna e chiesero alla madre per che motivo metteva la maniglia della casseruola a destra. E anche la donna disse che a casa sua avevano sempre fatto così. Alla fine, si scoprì che questa usanza era stata ereditata dalla bisnonna della moglie, che metteva il manico in questo modo a causa della posizione o della forma della stufa in cui all'epoca cucinava il cibo. Era un'abitudine utile in quel momento, ma passò sotto forma di consuetudine di generazione in generazione senza che nessuno si chiedesse perché, anche se nei tempi attuali non aveva alcun senso. Questo esempio può sembrare pittoresco, ma in realtà è paragonabile a molte altre cose che accettiamo come modello e con cui ci identifichiamo.

In un'altra occasione, ho sentito una storia che spiegava perché gli abitanti precolombiani delle Americhe furono sorpresi dalle navi di Colombo. Apparentemente, nei loro modelli di pensiero e di credenza non c'era alcuna realtà simile alle caravelle, con i loro grandi alberi e vele, quindi non erano in grado di "vederli" all'orizzonte per anticipare il loro arrivo e furono consapevoli della loro presenza solo quando si avvicinarono sulle scialuppe, che assomigliavano alle loro canoe. Non sono sicura che questa storia sia vera, ma penso che potrebbe benissimo esserlo. Sono convinta che le credenze e i paradigmi mentali ci facciano interpretare in modo illusorio come possibili o impossibili diversi aspetti della realtà. Pertanto, torno a sottolineare il fatto che **dobbiamo essere in grado di guardare con prospettiva le nostre convinzioni, i nostri modelli di pensiero, le abitudini e i valori ereditati e filtrare tutto ciò che rientra nel nostro stesso essere.**

Non sei nemmeno la tua carriera professionale o educativa, né i tuoi risultati positivi o i tuoi fallimenti, né i tuoi beni materiali, né i tuoi soldi, né gli aspetti materiali a cui hai accesso. E ancora meno sei ciò che gli altri pensano di te, le opinioni che gli altri hanno di te o la tua reputazione. Tutto ciò è parte dell'ego, ma l'ego non sei tu. **NON SEI IL TUO EGO.**

Ma che cos'è l'ego?

L'ego è un'identità illusoria di ciò che sei, identificato con tutto ciò che è esterno a te: aspetti fisici e materiali, risultati e persino opinioni altrui. L'Ego è anche ciò che ti fa percepire te stesso come separato dal resto, dagli altri e da Dio, dall'universo o dall'energia universale. Distaccarsi dall'ego è un passo cruciale per arrivare a ciò che siamo veramente, alla nostra vera essenza. Significa sviluppare la nostra umiltà, che non è altro che vederci grandi e piccoli come il resto dell'umanità; liberarsi dall'ego è anche vedere se stessi connessi con gli altri, perché grazie a questa perfetta combinazione di tutto e di tutti, l'universo è in grado di dispiegarsi davanti a noi in un modo meraviglioso. Quindi, quando lasciamo andare l'ego, trattiamo tutti esattamente nello stesso modo perché comprendiamo che veniamo dalla stessa fonte infinita, indipendentemente dai nastri e dalle perline che possono adornare la nostra testa.

Distaccarsi dall'ego è più difficile quando stiamo bene nel nostro ambiente fisico e materiale: quando accumuliamo incarichi o titoli, abbiamo una buona professione o abbiamo beni materiali ed erroneamente ci identifichiamo con tutto questo. Quindi, a volte, nella nostra esperienza umana, accade che otteniamo certe posizioni e ci sentiamo più forti, come se per questo fossimo migliori di chiunque altro. "Il successo gli ha dato alla testa", si dice in certi casi. In realtà, si tratta di un attaccamento al proprio ego, confondendo il prorpio essere con una posizione o un lavoro. Se domani questa persona venisse licenziata, si dimettesse o andasse in pensione, smetterebbe di essere quello che è? No. Questa persona è essenzialmente la stessa persona, con i suoi doni e le sue benedizioni particolari, da applicare nel suo lavoro, nella sua vita familiare o per tutta l'umanità.

A volte ci afferriamo anche ai beni materiali come se fossero il nostro essere. Pertanto, quando ci evolviamo nel distacco dall'ego, compriamo solo le cose di cui abbiamo veramente bisogno o che producono in noi vera gioia, evitando di comprare cose inutili, superflue e che rispondono più che altro ad un'ansia consumistica. Ci distacchiamo dall'ego quando ci concentriamo di più sul minimalismo e smettiamo di avere per il gusto di avere, pensando così di valere di più, di essere di più. Quindi, quando vediamo che in casa ci sono cose che non usiamo più e non ne prevediamo alcuna utilità, possiamo lascarle andare: le cediamo, le doniamo, le scambiamo o le vendiamo.

Trascendere dall'ego significa non lasciarsi influenzare dalle opinioni degli altri, non preoccuparsi della propria reputazione. Le persone possono percepirci come insicuri, privi di talento o, al contrario, come orgogliosi o arroganti. Anche quando ci vestiamo in un certo modo, possono fare supposizioni su ciò che siamo, senza che questo debba corrispondere con la realtà. A volte, quando siamo attaccati all'ego, sviluppiamo una certa ipocrisia per essere accettati: una facciata accettabile.

D'altra parte, più siamo consapevoli che le opinioni degli altri non ci definiscono, più facilmente evitiamo il condizionamento sociale che ci dice come essere accettati; abbandoniamo le nostre stesse pretese sull'immagine che vogliamo dare perché smettiamo di preoccuparci dell'approvazione o dell'accettazione degli altri. E questo perché, quando trascendiamo il nostro ego, <u>siamo contenti di ciò che siamo in un modo genuino e autentico</u>. Non abbiamo bisogno di soddisfare le aspettative degli altri, siano esse familiari, sociali o culturali; non abbiamo bisogno di piacere a tutti. Allo stesso modo, smettiamo di imporre o esigere dagli altri che compiano le nostre aspettative, Siamo noi stessi, trasparenti e lasciamo che gli altri SIANO; smettiamo di giudicare gli altri dal loro aspetto (abbiamo persino smesso di "vedere" come sono vestiti), abbiamo smesso di giudicarli dai loro commenti e persino dai loro comportamenti.

Il distacco dell'ego è intimamente correlato anche all'abitudine di non giudicare. L'ego è superbo e ci fa credere che abbiamo sempre ragione, che siamo nel giusto e che facciamo sempre le cose correttamente. Quando giudichiamo o opiniamo su ciò che un'altra persona ha fatto o detto, stiamo lasciando che il nostro ego passi a quella persona secondo i nostri particolari standard di convinzioni. Giudicare equivale a pensare che siamo in una posizione privilegiata, più alta e con una prospettiva unica che ci fa sapere bene cosa è giusto e cosa è sbagliato in ogni situazione. La realtà è che tutti noi parliamo o ci comportiamo _perfettamente_ rispetto alle condizioni che abbiamo avuto fino a quel momento e rispetto al punto particolare del percorso evolutivo in cui ci troviamo. Quindi, il distacco dall'ego è anche capire che non possiamo giudicare gli altri perché... che cosa sappiamo veramente di quella persona, delle sue circostanze, delle sue esperienze, delle sue motivazioni, del suo tutto...?

Liberarsi dell'ego con l'abitudine di non giudicare suppone di nuovo di connettersi con il concetto di umiltà di cui abbiamo parlato prima; suppone di vederci tutti uguali, in un modo di apprendere in cui a volte inciampiamo e dobbiamo rialzarci per riprendere la nostra marcia, una marcia che alla fine si configura perfetta per noi in particolare. Questo è il motivo per cui puoi esporre altre persone a cose che potrebbero avere un effetto diretto su di te, ma tutto ciò che fanno o dicono è parte del loro percorso. Non solo dobbiamo lasciare che gli altri siano, ma anche sviluppare il nostro senso di comprensione e di empatia nei loro confronti, poiché ogni percorso ha una sua vibrazione ed è equivalente al nostro.

Una volta ho visto un video che voleva di spiegare il concetto di giudicare gli altri tramite l'analogia di vedere una situazione attraverso il buco della serratura di una porta. Se guardi attraverso il buco della serratura di una porta, puoi solo vedere la scena di fronte a te, un'immagine limitata rispetto alla situazione totale, che è impossibile comprendere da questa parte della porta. Ho compreso il video non solo per il significato di giudicare gli altri senza avere tutte le informazioni e la prospettiva, ma anche per quanto significa in termini di sfortunata e inappropriata intrusione nelle loro vite.

"La forma più elevata di intelligenza è la capacità di osservare senza giudicare"
JIDDU KRISHNAMURTI

Quindi, in sintesi, voglio ricordarti **CHE COSA NON SEI**. Non sei le credenze, i valori o i modelli di pensiero ereditati dalla tua famiglia, dalla tua cerchia sociale o dalla tua cultura. E nemmeno sei il tuo ego, cioè quell'identità che ti separa dall'universo di cui fai parte come un tutto e che presuppone che tu sia tutto ciò che è al di fuori di te, l'esterno e il materiale che è nella tua vita.

E quindi cosa rimane? Cosa rimane quando rimuoviamo tutto ciò con cui ci siamo identificati nella nostra intera vita? Resta ciò che SEI VERAMENTE.

Ciò che sei veramente

Ciò che sei veramente è quell'essenza genuina che è nata quando sei nato e che trascenderà quando morirai. Ciò che sei <u>veramente vive nel tuo corpo, ma va oltre il tuo corpo</u>. Ci hanno detto che siamo nati e che un giorno moriremo. Sembra che questa sia l'unica certezza che abbiamo della nostra esistenza. Ma accettare questo è percepire se stessi come esseri limitati, con un inizio (la nascita) e una fine (la morte).

Tuttavia, da parte nostra, siamo anche consapevoli della grandezza della natura, una natura di cui facciamo parte. Una natura che programma la nascita di un albero frondoso nello stesso modo in cui progetta la nostra nascita, attraverso semi praticamente invisibili. Una natura in cui, inoltre, nulla scompare, cambia solo di forma.

> *"L'energia non si crea nè si distrugge,*
> *solo si trasforma"*
> ANTOINE LAVOISIER sul principio di conservazione
> dell'energia

L'albero cresce, le sue foglie cadono a un certo punto e sono integrate nella terra... anche i suoi frutti cadono a terra e i suoi semi danno origine a un nuovo inizio, a un nuovo albero da frutto. Perché dovremmo essere diversi? Wayne Dyer ha detto così: "Se prendi un pezzo di torta di mele, cosa hai nel piatto? Torta di mele, giusto?" Quindi, se siamo un pezzo dell'universo infinito e illimitato che è la natura, dove nulla finisce ma viene trasformato, perché dovremmo noi essere qualcosa di diverso?

Tutti noi in realtà siamo **esseri spirituali che vivono una esperienza umana**. Come esseri spirituali integrati in questo universo infinito senza limiti, siamo anche noi **illimitati e infiniti**. E così, i limiti che pensiamo di conoscere della nostra vita, segnati dal principio (nascita) e dalla fine (morte), non sono altro che i vincoli di una particolare esperienza: la particolare esperienza umana. Noi, come parte di questo universo infinito, non poniamo fine alla nostra esistenza, ma ci trasformiamo e ci muoviamo su un piano diverso, e quindi forse ci reincarniamo di nuovo con un'altra esperienza umana.

Come esseri spirituali integrati nell'universo, siamo anche **perfetti e creatori**. Siamo essenzialmente perfetti perché veniamo dalla perfezione dell'universo in cui tutto si adatta armoniosamente per il bene di tutte le parti e dove siamo stati dotati di tutte le caratteristiche necessarie per essere i creatori della nostra esperienza umana.

Ma perché o per cosa siamo qui in forma umana? **Siamo qui in una missione di servizio di qualche tipo, di apprendimento o di evoluzione (o meglio, per sperimentare** tutta la perfezione che già siamo nella nostra essenza). Per questo, **disponiamo del potere creatore**, che non è un concetto superbo, ma, al contrario, umile, perché ci identifica con tutti gli altri nella nostra capacità di scegliere usando il nostro **libero arbitrio** per servire e creare le nostre esperienze.

Quindi, in aggiunta, come esseri spirituali integrati in un universo perfetto, **tutti siamo uno**. La realtà è che non esiste una vera separazione tra tutte le persone e tutta la natura: siamo un organismo comune e globale che è influenzato da ogni minimo ingrediente che chiunque può aggiungere durante il processo all'impasto della torta di mele originale. Siamo, ognuna, cellule individuali, uniche, con un ruolo cruciale nella conformazione di quel "corpo" gigante che è il nostro universo.

Capisco che per te tutta questa spiegazione potrebbe essere troppo mistica; magari le tue credenze scientifiche o anche religiose non ti permettono di accettare questa esposizione così facilmente e a cuor leggero. Come ho detto rispetto a tutte le argomentazioni delle credenze e dei modelli di pensiero ereditati, fai uno sforzo consapevole per mettere in discussione le cose e disimparare... acquisisci prospettiva e filtra attraverso te stesso. E non devi credere a me solo perché lo sto scrivendo... Sei tu e solo tu che puoi conoscere la tua verità quando sei pronto. Per ora, lascia che tutto questo ti nutra e magari ti porti una nuova prospettiva del mondo.

Quindi, tornando ora a COSA SEI VERAMENTE, dobbiamo riconoscere che in questa esistenza umana sei la combinazione di tre parti inseparabili: il tuo corpo, la tua mente e il tuo spirito. Di solito ci riconosciamo fisicamente (sappiamo come riconoscerci nelle foto, nei video, nello specchio...), ma non sempre conosciamo cosa siamo a livello mentale e spirituale. Pertanto, a questo punto, ti invito a iniziare il tuo lavoro interiore. **Quello che sei veramente è dentro di te.**

C'è una leggenda sufi che illustra molto bene la difficoltà che a volte incontriamo nel comprendere ciò che siamo realmente. È una storia ben nota in cui un uomo cerca per strada, alla luce di un lampione, le chiavi di casa sua, che sono andate perdute. Passa un vicino, gli chiede cosa fa e si offre di aiutarlo. A poco a poco altri vicini si uniscono alla ricerca delle chiavi. Dopo un po' di ricerche, uno dei vicini chiede all'uomo che ha perso le chiavi se era sicuro di averle perse proprio lì. L'uomo risponde che in realtà le aveva perse in casa. E allora, chiede un altro, perché le stavano cercando lì fuori, e l'uomo risponde che lì c'era più luce mentre a casa era tutto buio.

La storia rispecchia sotto forma di parabola il nostro insistere a trovare ciò che siamo veramente al di fuori di noi; la ricerca è destinata in questo modo a fallire. Per quanta "luce" (informazioni) ci possa essere al di fuori, solo se guardiamo dentro di noi, dove la nostra vera identità si è persa, possiamo veramente incontrarci.

> *"Il privilegio della vita è diventare ciò che si è veramente"* CARL GUSTAV JUNG

Ciò che sei non può essere conosciuto seguendo i modi tradizionali di informazione e conoscenza perché, come abbiamo detto, non è qualcosa di tangibile né materiale né esterno (ricorda che non è il tuo ego, il tuo falso Io). **Si raggiunge invece attraverso un processo interno, unico e personale guidato dal tuo intuito.**

Come puoi conoscerti, allora?

A volte la qualità della domanda è ciò che determina la qualità della risposta. Ecco perché, per conoscerti, propongo che ti chieda spesso: **Chi sono io? Qual è il mio più alto pensiero o visione su di me? Cosa mi piacerebbe fare nella vita se non ci fossero limitazioni o**

conseguenze di alcun tipo? Come posso rendere servizio o contribuire al mondo? La realtà è che non ci sono risposte sbagliate; sei tu alla fine che, grazie alla tua libertà di scelta e al tuo potere creativo, svilupperai o ricorderai il tuo concetto e lo manifesterai. Chiedi al tuo bambino interiore... In parte è come essere di nuovo piccoli, innocenti e distaccati dalle preoccupazioni e poter rispondere alla classica domanda che ci hanno fatto sempre ("Cosa vuoi essere da grande?") - insieme al vantaggio di avere già sperimentato e aver già l'esperienza della nostra particolare crescita fino ad oggi. Oppure, se vuoi, puoi pensare, anche se suona più tragico: "Cosa vorresti poter fare immaginando di trovarti in punto di morte e non ti rimane più tempo?"

Se non puoi rispondere a queste domande su te stesso all'inizio, non ti preoccupare, non succede nulla... il tuo processo sarà progressivo. Per ora, prova a sviluppare l'abitudine quotidiana di porti queste domande. Fallo con la massima onestà, autenticità e integrità. Puoi prendere un foglio di carta diverso ogni giorno e scrivere ciò che ti viene in mente quando ti fai queste domande. Continua ad aggiungere fogli oppure puoi usare un quaderno; mettici la data in alto.

Man mano che progredisci nella tua trasformazione, ti sembrerà più chiaro e le tue parti vitali inizieranno ad andare a posto. La cosa affascinante di questo processo è arrivare a chi sei in sostanza, in modo che risuoni la particolare musica che sei venuto sulla terra per suonare. Ricorda che devi solo renderti conto di te stesso nel passaggio della tua vita. Mary Morrisey ha detto una frase che fa molto riflettere: "alcune persone vivono 30 anni e altre vivono un anno 30 volte". Non esaurire il prezioso tempo della tua vita in una ripetizione continua senza significato. La ragione della tua trasformazione è essere in grado di vivere quella vita meravigliosa che sei venuto a vivere, una vita con uno scopo in cui ogni minuto dovrebbe essere un'esperienza nuova e arricchente.

1.II. AMA TE STESSO

Amiamo i nostri figli, amiamo i nostri genitori e fratelli, desideriamo ardentemente avere un partner, sogniamo di avere molti amici, aspiriamo a un buon rapporto di lavoro... ma spesso dimentichiamo che l'unica persona che sarà sempre con noi e con cui staremo sempre, indipendentemente dalle circostanze, sempre sempre, siamo noi stessi. Gli altri possono andare e venire, e anche se, ovviamente, dobbiamo saper condividere con loro, **la prima relazione di cui dovremmo essere consapevoli e che dovremmo imparare ad apprezzare e a coltivare è quella che abbiamo con noi stessi.**

L'amor proprio è la base essenziale per poter sentire ed espandere l'amore verso gli altri. Non possiamo dare quello che non abbiamo. Pertanto, dobbiamo prima amare noi stessi e per questo dobbiamo capire che **l'amor proprio inizia quando ci vediamo completi e sufficienti**; non abbiamo bisogno di nessun altro essere o nessuna relazione per completare la nostra esistenza. Ci sono persone che trovano difficile essere soli o da soli. Alcuni non sembrano in grado di prendere l'iniziativa nemmeno di uscire di casa da soli; altri non sono in grado di stare da soli in casa; altri non concepiscono l'idea di essere soli, senza un partner, e per questo motivo si imbarcano, senza saperlo, in relazioni tossiche per evitare di rimanere soli; altri non si sentono a proprio agio con l'idea di non avere figli per non essere lasciati soli prima o poi...

La realtà è che siamo tutti completi con noi stessi: non siamo soli, siamo già accompagnati. Tutto ciò di cui abbiamo bisogno l'abbiamo già dentro di noi. Non è una visione egocentrica o narcisistica, ma piuttosto la sviluppiamo quando ci sentiamo uniti a tutto ciò che ci circonda (le persone e la natura in senso ampio) e siamo capaci di sentire la nostra grandezza, che, in realtà, contiene la grandezza di tutti gli altri. Pertanto, non abbiamo bisogno di trovare un partner o avere figli, ad esempio, per sentirci completi, perché lo siamo già.

Solo quando abbiamo lavorato su questo aspetto siamo in grado di costruire e manifestare relazioni sane intorno a noi, perché non abbiamo più aspettative riguardo a quanto saremo completi con qualcuno, ma vediamo **le relazioni come uno scambio arricchente in cui ciascuno E' e permette di ESSERE.**

Inoltre, quando accettiamo questo aspetto e professiamo l'amore, iniziamo a vibrare nell'universo come completi e, quindi, l'universo risponde inviandoci più completezza, più di ciò che ci fa sentire bene.

Non ti sto suggerendo o invitando a cancellare tutte le relazioni che hai oggi. Le tue relazioni si evolveranno e si adatteranno man mano che la tua trasformazione avrà luogo. Ci saranno persone che smetteranno di far parte della tua cerchia ristretta e altre persone che si uniranno e tutto succederà naturalmente quando inizi ad amare te stesso.

A questo punto, puoi dire che ami te stesso. Io pensavo la stessa cosa, ma **l'esercizio dello specchio** proposto da Louise Hay in molti dei suoi libri mi ha fatto capire che... non mi amavo poi così tanto. Louise Hay propone di mettersi di fronte a uno specchio (può essere piccolo, uno specchio da bagno) e di dirsi, guardandosi negli occhi: "Mi amo e mi accetto come sono". Sei in grado di farlo? Qual è la tua reazione? Ti senti a disagio o che stai mentendo? La tua reazione con questo esercizio determina molto il tuo amore per te stesso. È un esercizio semplice, ma potente. Quando non siamo in grado di guardarci allo specchio o ci guardiamo, ma ci vergogniamo, è indizio che qualcosa non va del tutto bene e dobbiamo lavorarci su. Possiamo anche valutare il nostro amore per noi stessi quando ascoltiamo la nostra voce in un audio o guardiamo un nostro video... proviamo vergogna?

Ma come posso amare me stesso? Come posso dare amore a me stesso allora?

Per cominciare, ci sono tre aspetti/esercizi chiave su cui puoi iniziare a lavorare.

Il primo è continuare ogni giorno con quell'**esercizio dello specchio**. Guardarsi allo specchio tutte le volte che puoi al giorno (almeno 30!) E ripeti: "Amo, accetto e approvo me stesso come sono." Anche se all'inizio potrebbe sembrare assurdo o potresti sentire che la tua affermazione sia una bugia, continua a farlo ogni giorno per almeno tre settimane. Adotta queste parole come un mantra. Puoi anche aggiungere: "Sono completo". Sentirai progressivamente che la tua concezione di te stesso sta cambiando.

Più ripetiamo le cose, più facilmente le incorporiamo dentro di noi. Questo è il modo in cui riprogrammiamo le nostre convinzioni. Il concetto che abbiamo di noi stessi non è altro che una credenza. Nel prossimo capitolo vedremo bene come possiamo riprogrammare le nostre convinzioni e paradigmi per il migliorare il nostro benessere; riprogrammandoli, continueremo il processo di trasformazione in cui stiamo principalmente imparando chi siamo e come vogliamo essere.

Il secondo aspetto su cui puoi iniziare a lavorare è **cercare sempre il tuo bene più alto in qualsiasi decisione devi prendere**. Quando devi prendere una decisione su qualcosa, pensa a cosa porterà più felicità o più pace a te, senza danneggiare intenzionalmente nessuno. Cercare il tuo bene migliore (che è mostrare amore a te stesso) è anche, in qualche modo, creare il miglior bene per gli altri, poiché, quando ti senti più felice o in pace (amandoti attraverso le tue decisioni), puoi essere migliore con tutti quelli che ti circondano (puoi dar loro più amore, più di te stesso).

Il proposito di anteporre il nostro bene nel momento di prendere una decisioni è spesso difficile da seguire. Penso che spesso cediamo ai sensi di colpa quando vogliamo prendere decisioni basandoci su questo principio. Ma qual è l'origine di questa colpa? Ho l'impressione che sia collegata a uno dei comandamenti della tradizione cristiana: "Amerai il tuo prossimo come te stesso". Il problema non è di per sé nel contenuto del comandamento, ma piuttosto nell'interpretazione errata che sembra indicare invece che l'amore per il prossimo deve essere superiore all'amore per noi stessi (amare il tuo prossimo invece di te stesso?). È molto probabile che questo sia il motivo per cui è difficile prendere decisioni pensando prima di tutto a noi stessi. Tuttavia, non vorrei che questo fosse interpretato come un invito all'inflessibilità: è chiaro che in molte occasioni sarà opportuno raggiungere un compromesso tra il nostro bene supremo e quello delle altre persone coinvolte, ma in altre circostanze, se il tuo bene non fa intenzionalmente male a nessuno, scegli quello. Quando stai bene, puoi dare più amore a chi ti circonda.

Nel percorso della mia vita, come ho sottolineato in un altro momento precedentemente, ho dovuto prendere la decisione di lasciare il lavoro che avevo perché mi sentivo frustrata, delusa e limitata. Penso che ci siano voluti anni per prendere questa decisione, anche se quei sentimenti erano stati dentro di me per molto tempo. Il motivo principale? Il senso di colpa che sentivo su come avrebbe potuto influenzare i miei figli. I miei figli sono stati istruiti gratuitamente nella scuola internazionale in cui ho lavorato e, ovviamente, le mie dimissioni hanno anche significato che non avrebbero continuato a studiare lì, a meno che non mi fossi occupata di pagare le quote (un canone mensile più alto di quello che era il mio stipendio). La decisione è stata dura perché, anche se all'inizio mio marito ed io abbiamo deciso di lasciarli lì, non sapevamo per quanto tempo avremmo potuto mantenerceli: abbiamo lasciato (ed è così tutt'ora) che le infinite possibilità si manifestino davanti a noi senza paura. Abbiamo valutato la cosa peggiore che poteva accadere, ovvero che dovessero cambiare scuola e basta. La mia intenzione non era di ferire loro, così come non era ferire a scuola; mi sono resa conto che la decisione è stata presa con rispetto nei loro confronti e ho pensato a me stessa. Optare per il mio sommo bene in quel momento (la mia pace, la mia serenità, la mia realizzazione) mi ha permesso di mostrare amore per me stessa, mi ha fatto crescere come persona e, di conseguenza, mi ha resa in grado di dare molto più amore di quanto immaginassi ai miei figli e al mondo.

A volte scegliere l'opzione che ci porta al nostro bene supremo ha una maggiore trascendenza e altre volte meno importanza... può significare un cambiamento di residenza o di lavoro; potrebbe essere la decisione di allontanarsi da qualcuno; o potrebbe semplicemente essere la capacità di dire NO a volte. È quello che in psicologia è chiamato essere assertivo. Verifica che la tua intenzione sia in armonia e nel rispetto degli altri, senza l'intenzione di fare del male a nessuno, e quindi scegli il tuo bene senza rimorsi o sensi di colpa.

Il terzo aspetto di cui parlavo, che potresti iniziare a mettere in pratica oggi per amare te stesso è **non criticarti.** Sii comprensivo e flessibile con chi ti accompagna quotidianamente: te stesso. Non giudicare o rimproverarti... perdonati. Quando senti di aver fatto qualcosa di sbagliato, pensa a cosa puoi imparare e lascia andare: non crogiolarti nella tua autocritica. Pensa che nella nostra condizione umana, tutti ci sbagliamo. Concentrati piuttosto, in linea di principio, a lodare ciò che fai bene e rifletti brevemente su ciò che hai sbagliato con il fine di correggere o imparare, ma lasciandolo andare, senza insistere ulteriormente sull'errore.

Sviluppare amore per se stessi comporta anche l'allineamento di tutte le parti di questa esperienza umana con l'amore: la nostra parte fisica, la nostra parte emotivo-mentale e la nostra parte spirituale. Quando tutte queste parti si uniscono in un amore completo verso noi stessi, il piano divino originale inizia a svolgersi con facilità: tutto scorre in equilibrio per la tua trasformazione. Pensa al classico carrello della spesa che a volte non ha tutte le ruote ben allineate e quindi non è in grado di muoversi bene per svolgere la sua funzione.

Ma come possiamo allineare tutte le parti di questa esperienza umana con l'amore? Curandole, coccolandole e amandole...

A livello fisico, prenditi cura del tuo tempio. Non maltrattare il tuo corpo: nutrilo con del buon cibo, idratalo con abbondante acqua, ricaricalo dormendo a sufficienza ed esercitalo per mantenerlo in forma.

A livello mentale-emotivo, riprogramma le convinzioni di cui hai bisogno, scegli i pensieri che ti fanno stare bene e impara a gestire le tue emozioni.

A livello spirituale, concediti dei momenti per entrare in contatto con la grandezza tua propria e con quella della natura.

Non affronterò i dettagli che implica lo sviluppo dell'amore per te stesso nel tuo aspetto fisico, cioè nel prendersi cura di se stessi fisicamente, poiché penso che probabilmente si tratta dell'argomento su cui abbiamo maggiori informazioni. Mi concentrerò, quindi, nei prossimi capitoli sugli altri due livelli della nostra esistenza.

RIPROGRAMMA LE TUE CREDENZE

C'è un detto popolare che dice che bisogna "vedere per credere". Tuttavia, questo è totalmente l'opposto alla realtà, poiché il modo in cui funziona l'universo è esattamente il contrario: "crediamo per poi vedere". Le nostre convinzioni hanno determinato la realtà e la vita che abbiamo oggi. In realtà, la tua vita è in gran parte un riflesso delle tue convinzioni; quindi, se ne sei soddisfatto, puoi essere sicuro che una buona parte delle convinzioni che metti in pratica sono positive e, se non sei soddisfatto della tua vita, le tue convinzioni sono sicuramente negative.

Ma quali sono le convinzioni e perché riprogrammarle è un capitolo a parte all'interno dell'amore per se stessi? Cominciamo a comprendere bene il concetto di convinzioni, per poi essere in grado di capirle nel contesto dell'amor proprio.

Le nostre convinzioni sono i paradigmi o schemi mentali che operano nella nostra mente subconscia. La nostra mente è formata da una parte cosciente, che conosciamo bene, in cui vengono generati i nostri pensieri, e una parte subconscia, che è ciò che ospita le nostre convinzioni, paradigmi o schemi mentali. Nella nostra mente cosciente abbiamo il controllo, dal momento che possiamo scegliere pensieri di un tipo o dell'altro. Tuttavia, al di sopra del nostro subconscio, abbiamo poco controllo, dal momento che funziona con un pilota automatico grazie al carburante con cui "è stato riempito il serbatoio" quando eravamo piccoli, principalmente. Il carburante per il funzionamento della nostra mente subcosciente sono le convinzioni.

Insomma, tutto ciò che assorbiamo dalla nostra famiglia, dal nostro ambiente e dalla nostra cultura, in particolare fino a 6 o 7 anni, modella il nostro sistema di convinzioni. **Il nostro sistema di convinzioni è, in questo modo, ampiamente <u>ereditato</u>**, senza che noi siamo intervenuti per filtrare in modo critico e costruttivo. **Alcune convinzioni sono buone e positive e altre sono negative e limitanti.**

Da piccola mio padre era spesso assente, perché lavorava sempre. Mia madre, sebbene anche lei abbia lavorato gran parte della mia infanzia, lo ha fatto in modo più moderato ed è stata sostanzialmente lei a crescerci. Non ci è mai mancato nulla in termini materiali perché mio padre ci riforniva di tutto. Tuttavia, io e i miei fratelli abbiamo assorbito che, per riuscire bene nella vita, guadagnare soldi e provvedere bene alla famiglia, era necessario lavorare sodo, fuori orario, sforzandosi molto in tutto. Paradigma negativo o positivo? La realtà è che questo sistema di credenze aveva senso nel percorso di vita di mio padre, dato che iniziò lavorare quando aveva pochi anni; erano tempi duri in generale e in particolare visse un'infanzia difficile. Non lo biasimo affatto per aver trasmesso a noi questa convinzione che per poter provvedere bene alla tua famiglia bisogna ammazzarsi di lavoro, perché era quello che sapeva fare e siamo tutti in gran parte un prodotto delle nostre circostanze. Col tempo ho capito che la convinzione era limitante... I più ricchi non sono quelli che lavorano di più. Ci sono milionari e miliardari che probabilmente non passano più ore lavorando di chi guadagna mille euro al mese. Avendo questa convinzione interiorizzata in me, nel mio subconscio, ho concepito fino a poco tempo fa che per aumentare le mie entrate dovevo aumentare il mio impegno e il mio lavoro. Oggi, sono in procinto di modificare questa convinzione in favore di un'altra più fortunata: "Il denaro e l'abbondanza entrano nella mia vita in proporzione al valore che porto al mondo".

Ci sono infiniti esempi di convinzioni. Sicuramente ti basta dare un'occhiata ai tuoi dialoghi interiori per renderti conto della quantità di paradigmi che hai, che non vengono da te, ma che hai adottato da ciò che ti sta intorno senza rendertene conto, poiché un'altra delle caratteristiche del **subconscio è che accetta TUTTO ciò gli viene lanciato, senza la capacità di rifiutare nulla, solo in base alle componenti dell'emozione e della ripetizione.** Le convinzioni o paradigmi sono di solito di **due tipi: credenze su di te**, sul tuo bambino interiore (il tuo valore, il tuo merito...) e **le convinzioni su come funziona il mondo e come dovremmo vivere.** Entrambi i tipi di convinzioni sono importanti e, in entrambi i casi, nutrirli e riprogrammarli in positivo manifesterà un altro modo di amare noi stessi.

Se quando eri piccolo ti dicevano costantemente di stare attento alla tal cosa, che potresti cadere, se hanno costantemente sottolineato i rischi di "scendere dallo scivolo" o "andare in bicicletta", per esempio, il tuo subconscio viene programmato per essere una persona insicura con bassa autostima, una persona che non osa quasi niente di nuovo. Se, prendendo altri tipi di convinzioni, da bambino ti hanno detto che la gente deve trovare un partner e sposarsi per avere figli, se non raggiungi questi obiettivi nella tua vita, sarai condannato a sentirti infelice. Più semplicemente, a causa delle tue convinzioni culturali, puoi anche capire perché mangiare certi tipi di animali (come il pollo) non ti disgusta, rispetto al consumo di altri (come il cane).

La realtà delle convinzioni e, in particolare, la realtà della nostra mente subconscia è che non solo funziona in modo automatico, ma inoltre a volte ignoriamo molto di ciò che contiene. In questo modo, partiamo a priori da una difficoltà per riprogrammare le nostre credenze, poiché prima dobbiamo sapere quali convinzioni abbiamo e se queste sono negative o positive.

Come conosciamo allora il nostro sistema di convinzioni?

Come abbiamo sottolineato all'inizio del capitolo, **le nostre convinzioni determinano in gran parte i nostri risultati nella vita**. Quando i risultati delle nostre azioni non corrispondono a ciò che ci aspettiamo, possiamo supporre che esistono convinzioni negative o limitanti che operano dentro di noi. Questa è il primo segnale per conoscere il tipo di convinzioni che abbiamo. In molte occasioni, si consiglia di pensare positivo, concentrarsi sul bicchiere mezzo pieno e così via, e questo è molto buono, dato che fa parte del controllo dei nostri pensieri, ma non è abbastanza. Come abbiamo detto, i pensieri fanno parte della nostra mente conscia ed è necessario sapere come sceglierli (lo vedremo più in dettaglio nel prossimo capitolo), ma l'importanza delle convinzioni è ancora maggiore, dal momento che agiscono con il pilota automatico, il controllo su di loro è più difficile e, inoltre, e questo è molto importante, **il peso delle convinzioni nella creazione della nostra realtà è maggiore di quello dei nostri pensieri** (potremmo parlare di un peso dell'80% a favore delle convinzioni contro un 20 % di pensieri). Ecco perché se osserviamo i nostri risultati nella vita possiamo prendere coscienza delle nostre convinzioni (possiamo sapere di più sulle nostre convinzioni rispetto ai nostri pensieri) e quindi valutare se sono positive o negative per riprogrammarle, se necessario.

In un'occasione ho sentito Bob Proctor fare un confronto sulle nostre convinzioni o paradigmi e il termostato che mantiene la casa ad una certa temperatura. Se riteniamo noi stessi, attraverso le nostre convinzioni, degni di un particolare tipo di relazione o un determinato salario mensile, anche se le circostanze intorno a noi cambiano, il programma interno si incarica di correggere ciò che potrebbe arrivare a disarmonizzare "la temperatura ambientale" per riportarci alla "temperatura esatta" che si trova impostata nel sistema. Se ho stabilito, grazie alle mie convinzioni, che non merito di essere amato e che finisco solo in relazioni in cui si abusa della mia fiducia, questo è quello che creerò e manifesterò. Le nostre relazioni sono specchi di noi stessi. Se ho stabilito nel mio "termostato" che il mio stipendio è di mille euro al mese, anche se cambio lavoro o vengo promosso, questo è quello che creerò.

La tua opinione su te stesso e sul mondo è ciò che viene proiettato e dimostrato all'esterno. C'è una leggenda sufi che esemplifica molto bene questo tema. Si dice che c'era un anziano seduto su una panchina all'ingresso del suo villaggio. Ogni tanto i visitatori passavano e gli parlavano, poiché era la prima persona che incontravano. In un'occasione, un visitatore passò e, quando incontrò il vecchio, gli chiese: "Come sono le persone di questa città?" Il vecchio rispose: "Come sono le persone della città da cui vieni?" Il visitatore disse: "Sono distanti ed egoisti. È per questo che me ne sono andato". Il vecchio allora disse: "Anche qui sono così."

Pochi giorni dopo, un altro visitatore arrivò e si rivolse di nuovo all'uomo all'ingresso per saperne di più sugli abitanti della città. Il vecchio rispose allo stesso modo: "Come sono le persone della città da cui vieni?" A questo il nuovo visitatore disse: "Sono bravi, disponibili e laboriosi. Ho lasciato tanti amici lì" e il vecchio disse allora: "Anche qui sono così". Un altro abitante del villaggio che aveva sentito le due conversazioni chiese al vecchio perché aveva dato risposte diverse a ogni visitatore. Il vecchio rispose che non l'aveva fatto, ma aveva lasciato che ciascuno manifestasse la realtà che aveva dentro di sé. Allo stesso modo, quando osserviamo i risultati nella nostra vita, possiamo conoscere il sistema di convinzioni che opera dentro di noi.

Un altro modo di conoscere il nostro sistema di convinzioni e, in particolare, i nostri paradigmi limitanti o negativi è attraverso un esercizio che Louise Hay ha anche proposto in uno dei suoi libri: **l'esercizio del "dovrebbe"**. L'esercizio del "dovrebbe" consiste di scrivere su un foglio di carta almeno 7 frasi su di te che iniziano con "dovrei..." I "dovrei" sono tali aspettative o obblighi ereditati che abbiamo fortemente interiorizzato e che spesso ci causano dolore e frustrazione. "Dovresti lavorare di più..." "Dovrei mettermi a dieta..." "Dovrei sposarmi..." "Dovrei studiare di più..." Se cerchiamo di terminare queste frasi che iniziano con "dovrei" con un "perché..." allora vengono allo scoperto le nostre convinzioni nascoste. "Dovrei sposarmi perché lo fanno tutti". I "dovrei" sono nocivi e in realtà dovremmo cercare di sostituirli nella nostra vita con dei "potrei", dato che così si apre un universo di possibilità che non implica alcun obbligo o aspettativa. Ai fini dell'esercizio, i "dovrei" e le loro giustificazioni possono mostrarci molti dei paradigmi che stanno funzionando per noi.

Probabilmente sarai cosciente di molte altre tue convinzioni limitanti, forse perché hai praticato alcune delle cose suggerite precedentemente per mettere in prospettiva ciò che hai ereditato, come ad esempio **l'abitudine di mettere in discussione, di disimparare le cose, di scartare la "formazione/programmazione" della nostra educazione** o perchè in alcune circostanze si sono già manifestate. Capire che abbiamo dei paradigmi che ci limitano è la prima fase per risolvere i risultati insoddisfacenti. Se riconosci che hai un problema con l'alcol, puoi vedere come fare per risolverlo; se non sei in grado di riconoscere il problema, non cercherai mai una soluzione.

L'idea di **riprogrammare le nostre convinzioni** non è altro se non avviare un processo consapevole per **farle coincidere con l'essenza di ciò che siamo e di ciò che vogliamo**; così facendo, promuoviamo l'amore per noi stessi e aiutiamo ogni cosa a fluire in armonia nelle nostre vite. Ma come possiamo riprogrammare il nostro subconscio?

Affermazioni e visualizzazioni

La formula generale per riprogrammare le nostre convinzioni è far uso dell'altra parte della nostra mente, la mente cosciente, usando il seguente schema: ripetizione del pensiero (parola/immagine) + emozione. Detto così forse risulta poco chiaro, ma ora ne approfondirò il significato. Come abbiamo detto prima, la mente cosciente è responsabile dei nostri pensieri, che sono quelli su cui abbiamo il controllo. I nostri pensieri ci permettono di creare parole (con le quali comunichiamo) o immagini (come quelle che produciamo nella nostra mente per immaginare le cose). Quindi, usando la nostra mente cosciente, possiamo nutrire il nostro subconscio con la ripetizione di pensieri che creeranno un nuovo sistema di convinzioni. Questo nuovo sistema di credenze sarà fissato nel nostro subconscio solo se applichiamo la ripetizione e ci aggiungiamo un'emozione.

All'atto pratico, stiamo parlando principalmente di due tecniche ben note che vengono utilizzate per diversi scopi, uno dei quali è la riprogrammazione delle convinzioni: affermazioni e visualizzazione.

L'uso delle **affermazioni** è una tecnica molto preziosa. Qui usiamo la parola. Consiste nel scrivere con frasi che contengano nel tempo presente ("Io ho o io sono", ma <u>non</u> "Mi piacerebbe essere o avere" o "Sarò o avrò": non in futuro o come desiderio) quella nuova credenza che vogliamo fissare nel nostro subconscio. Le affermazioni, per definizione, sono fatte in positivo (mai con il "no"), poiché apparentemente la mente non capisce la negazione e fissa solo il contenuto; quindi, non neghiamo una credenza e ne introduciamo un'altra, ma il modo di riprogrammare o sostituire è semplicemente affermare la nuova credenza in positivo, cosa che farà sì che la convinzione negativa venga cancellata.

Dicevo di "scrivere" le frasi, anche se in realtà questo sarebbe parte di una prima fase in cui intendiamo fare dei tentativi; la tecnica in sé consiste nel dire a noi stessi (può essere di fronte allo specchio), leggere ad alta voce o ascoltare la nostra voce in audio (registrazione) le dichiarazioni e farlo quanto più spesso possibile, ricoprendosi in un'emozione d'amore, di pace e benessere.

Il processo che raccomando è il seguente: dopo aver esaminato e analizzato le convinzioni che devi riprogrammare in te stesso, stabilisci delle priorità. Quelle relative al tuo proprio essere, alla tua dignità e al tuo valore sono fondamentali (è possibile includere quello che dicevamo prima... "Mi accetto, mi approvo e mi amo come sono. Sono completo"). A seconda delle circostanze che sono sorte nella vostra vita, dovrete anche per riprogrammare le convinzioni legate al vostro benessere, i vostri rapporti personali o il vostro lavoro... pensa e lavora su 10 affermazioni (massimo) allo stesso tempo. Dai loro una forma su carta (seguendo ciò che abbiamo appena detto nei paragrafi precedenti) finché non ti senti a tuo agio con esse. Il mio consiglio è quello di registrarti con il tuo cellulare mentre le leggi e le senti. Quindi, ascoltale ogni giorno tutte le volte che puoi per almeno ventuno giorni. È possibile inserire promemoria sul telefono per assicurarsi di ascoltarle almeno cinque volte al giorno o puoi prefissarti di ascoltarle ogni volta che vai in bagno o quando bevi acqua, per esempio, in modo da collegare un'azione che si ripete tutti i giorni con l'ascolto delle affermazioni.

Posso assicurarti che, anche se il processo sembra semplice e per quanto tu possa essere molto scettico in linea di principio, i risultati sono reali. Cosa succede quando qualcosa ti viene ripetuto più e più volte? Cosa succede quando senti una bugia o pettegolezzi su qualcuno più e più volte? Ci credi? La realtà è che la ripetizione è la madre del consolidamento. Lo abbiamo dimostrato nei nostri anni da studente con la bacchetta magica per imparare a memoria, senza ragionare. Per ciò che riguarda le convinzioni, funziona allo stesso modo. Si ripetono le parole e delle nuove credenze vengono create nel nostro subconscio. Le accettiamo e loro diventano la nostra verità.

Personalmente, posso dire che l'uso delle affermazioni nella mia vita ha significato un prima e un dopo, soprattutto sotto l'aspetto della mia considerazione e dell'autostima. L'ho visto anche in mia figlia. Ho preparato alcune affermazioni, le ha lette e l'ho registrata; ascoltò se stessa per un po' di tempo, ogni giorno almeno tre volte al giorno, e la sua sicurezza semplicemente aumentò. Pertanto, sebbene l'intero processo di trasformazione e di amore per se stessi sia progressivo, vi invito a questo punto a cercare di espandere attraverso le affermazioni il concetto di voi stessi ad un più grande, più abbondante, migliore, più prospero, che risuoni di più con il tuo essere in questo momento...

Alcuni esempi di affermazioni potrebbero essere i seguenti, ma, per favore, personalizzali per il tuo caso particolare...

Sono una persona generosa e meravigliosa.

Amo, accetto e approvo me stesso come sono.

Mi sento completo e sicuro in questo universo.

Sono convinto che cose meravigliose vengano costantemente a me.

Ho un potenziale infinito e quindi riesco in tutto ciò che intraprendo.

Tratto gli altri con rispetto e amore e ricevo l'amore incondizionato regolarmente e costantemente.

La mia cerchia di amici aumenta con persone attente e generose.

Il denaro e l'abbondanza entrano nella mia vita in

proporzione al valore che porto al mondo.
Ho una salute e una vita prospera.
Mi sento felice e sto bene.
Mi godo la mia vita.
Grazie mille, universo, per tutta la mia abbondanza,
armonia, benessere e prosperità.

Le affermazioni possono anche funzionare in forma scritta, collocandole in luoghi in cui è possibile vederle spesso, come nel frigorifero o nello specchio del bagno... Puoi provare a combinarle con l'audio.

L'altra tecnica usata per riprogrammare le convinzioni è **la visualizzazione**. In questo caso, usiamo le immagini che la nostra mente cosciente, attraverso i nostri pensieri, può creare. La visualizzazione implica essere in grado di VEDERE nella nostra mente cosa vogliamo riprogrammare il nostro subconscio e farlo, come abbiamo fatto con affermazioni, ripetutamente e con emozioni positive.

Io personalmente ho usato di più le affermazioni, ma so che molte persone usano la tecnica di visualizzazione e che si possono utilizzare in modi diversi. Si può fare descrivendo su un foglio con grande dettaglio, come se fosse un libro di fantascienza, il risultato di quella convinzione che idealmente vorremmo seminare dentro di noi. Oppure si può fare creando un collage su una bacheca (da mettere nel punto che frequentiamo di più in casa) in cui, allo stesso modo, rispecchiamo gli elementi principali e l'emozione del risultato di questa nuova convinzione. Infine, la visualizzazione può essere fatta semplicemente immaginando (vedendo nella nostra mente) come sarebbe avere quella nuova credenza nella nostra mente.

C'è un caso specifico che mi ha colpito soprattutto nel libro <u>The Power of Consciousness</u> of Neville Goddard. Parlavoa di un ragazzo che aveva sofferto di una malattia sin dall'infanzia. Goddard lo ha visitato e gli ha raccomandato di visualizzare quotidianamente, tutte le volte che poteva, l'immagine di andare dal medico per un controllo e che questi, meravigliato, gli dicesse: "E 'un miracolo, sei guarito". L'idea era di sostituire la sua convinzione di essere una persona debole e malata con uno schema mentale in cui aveva una natura forte e sana. Apparentemente mesi dopo Goddard ricevette una lettera in cui diceva che il ragazzo aveva seguito precisamente la sua raccomandazione e che era guarito.

La visualizzazione, come le affermazioni, può riprogrammare le convinzioni su noi stessi e su come funziona il mondo. La visualizzazione è spesso combinata con la meditazione per riprogrammare le credenze in un modo forse più metaforico. Mi spiego Per cambiare la convinzione che il denaro non entri facilmente nella nostra vita con il suo opposto, cioè che il denaro e l'abbondanza ci raggiungano facilmente, possiamo sederci tranquillamente a meditare e visualizzare un mare di abbondanza. Più vivida e sentita l'immagine che siamo in grado di creare nella nostra mente, più grande sarà l'effetto. Pertanto, è spesso consigliabile ascoltare una meditazione guidata per il nostro obiettivo oppure crearla noi stessi (scrivendo come creeremo l'immagine e la registrazione) e poi ascoltarla ancora e ancora. Nell'esempio della visualizzazione del mare dell'abbondanza come metafora dell'abbondanza nella nostra vita, dopo la respirazione per prepararci alla meditazione, possiamo vedere noi stessi in riva al mare, ricevendo con emozione ogni onda che arriva, una metafora per ogni nuovo elemento abbondante che viene alla nostra vita. Le possibilità di visualizzazione sono infinite, quindi cerca di approfittare dei suoi benefici e dare anche a questa tecnica una possibilità.

SCEGLI I TUOI PENSIERI, GESTISCI LE TUE EMOZIONI

Come abbiamo visto finora, ci mostriamo amore in diversi modi: ci sentiamo completi, ci prendiamo cura dei nostri corpi e riprogrammiamo il nostro subconscio con convinzioni costruttive. Per quanto riguarda la nostra mente cosciente, dimostriamo amore imparando a **scegliere i nostri pensieri** e gestendo correttamente le nostre emozioni.

Scegli i tuoi pensieri

La realtà è che, sebbene i nostri pensieri siano consapevoli, a volte vagano e finiscono per cadere, senza che ce ne rendiamo conto, nel loro aspetto negativo. Tuttavia, questo avviene perché, in qualche modo, diamo loro un falso potere e un falso pilota automatico. Ad esempio, puoi controllare il tuo pensiero più e più volte riguardo alla discussione che hai avuto con il tuo partner la settimana scorsa. **I tuoi pensieri sono generati nella tua mente cosciente e, quindi, sono controllati da te.** Il potere e il controllo sono nelle tue mani.

Questo non significa, tuttavia, che dobbiamo reagire senza alcun ordine nè riflessione come ci suggeriscono molti consigli di atteggiamento positivo per quanto riguarda i pensieri negativi: mascherarli rapidamente in una falsa aura di benessere nel timore che ci portino qualcosa di brutto.

La chiave per il controllo cosciente dei nostri pensieri penso piuttosto che inizi con **l'accettazione.** Dobbiamo riconoscere e accettare in primo luogo l'avvicinarsi di possibili pensieri negativi; accettare che esistano non significa tenerseli, ma piuttosto non combatterli o lottare contro di loro: semplicemente **li riconosci e li lasci andare coscientemente**. Niente cambia a causa della tua insistenza. Sviluppa l'abitudine di **osservare** quei pensieri; sii consapevoli del fatto che non sono una scelta appropriata e lasciarli andare. Quindi, **prendi il controllo e scegli i pensieri che ti portano al tuo più alto bene**. Mano a mano che lavori coscientemente sui tuoi pensieri, ti renderai conto che l'accettazione dei pensieri negativi diventa sempre più rapida e facile.

Il segreto del cambiamento è focalizzare tutta la tua energia, non nella lotta contro il vecchio, ma nella costruzione del nuovo" SOCRATE

Ma, allora, come controllare e scegliere i pensieri che ci portano al nostro maggior benessere? Nella mia esperienza, due meccanismi efficaci che chiunque può utilizzare per questo scopo sono la concentrazione e l'adesso.

La **concentrazione** è la capacità di focalizzarsi su ciò che si vuole creare. Come abbiamo detto nel capitolo precedente, le nostre convinzioni e i nostri pensieri determinano in larga misura ciò che creiamo nella nostra realtà. Se il focus dei nostri pensieri è l'ingiustizia che viene commessa in una data circostanza, ciò che creeremo è una dose maggiore di quella stessa ingiustizia. Viviamo in un universo di energia in cui tutto ciò a cui prestiamo attenzione concentrandoci si espande. Di fronte a questa ingiustizia, invece, osserviamo il nostro pensiero negativo e lasciamolo andare, e <u>concentriamoci poi su un altro pensiero che ci</u>

<u>porta al nostro bene supremo</u>, apriremo così nell'universo la possibilità di creare qualcosa di nuovo e positivo. Il pensiero che ci porta al nostro più alto bene potrebbe essere la possibile soluzione che ci viene in mente rispetto a quella ingiustizia (distaccandosi rispetto ad un risultato specifico) o potrebbe semplicemente essere il pensiero di spostare la nostra attenzione su qualsiasi altra cosa piacevole che abbiamo nel nostro momento presente.

Il meccanismo di concentrazione è utile anche per reindirizzare l'autocritica. In quanto esseri umani, tutti facciamo degli errori o abbiamo degli aspetti su cui lavorare. Pertanto, è molto importante nella nostra vita imparare ad accettare noi stessi e approvarci. Per migliorare le nostre convinzioni su noi stessi, come abbiamo già visto, possiamo usare la tecnica dello specchio e delle affermazioni (anche nella forma di mantra). Per gestire i pensieri critici su noi stessi, applichiamo lo stesso principio degli altri pensieri, accettiamoli e lasciamoli andare coscientemente, e quindi <u>concentriamoci</u> su quelle buone qualità del nostro essere che vogliamo coltivare nella nostra vita. Manteniamo sempre alto il pensiero o la visione di noi stessi, e se ci accorgiamo che ci stiamo allontanando, ci tratteniamo.

L'altro meccanismo efficace è **l'adesso**. I nostri pensieri hanno una naturale tendenza a viaggiare verso altri tempi: rivivendo il passato e inventando il futuro. Quando in questi viaggi ci portiamo pensieri piacevoli e positivi, possiamo scegliere di stare con loro più a lungo. Se invece ci portano ricordi o immagini mentali spiacevoli o inutili preoccupazioni, una volta che le accettiamo e le lasciamo andare, dobbiamo ricordarci che <u>l'unica realtà e l'unico momento dove siamo è nel qui e ora</u>.

Quando ho seguito il primo corso dei tre livelli di Reiki, il mio maestro Javier ci ha presentato i cinque principi del Reiki. Uno di loro dice: "Solo per oggi non ti preoccupare". Questo principio mi sembra molto rivelatore sul perché possiamo reindirizzare i nostri pensieri al presente. Il "solo per oggi" appare nei cinque principi del Reiki e allude all'eterno presente in cui siamo, che è l'unico veramente reale. Il passato è già un ricordo e il futuro è un'illusione. Quindi, qual è il punto di preoccuparsi? Preoccupazione significa "pre-occuparsi" per qualcosa prima che accada, in anticipo. Se siamo nel presente, non ci occuperemo di ciò che accadrà in futuro, dal momento che come facciamo a sapere se sarà proprio come lo immaginiamo? È un inutile dispendio di energia, quando le possibilità sono infinite. Pertanto, l'idea di questo meccanismo è di ancorarsi nell'adesso senza paura e senza ansia, perché siamo in un universo che veglia sul nostro più grande bene.

Questo non significa che non abbiamo bisogno di pianificare la nostra vita o di ricordare quello che abbiamo fatto la scorsa settimana. Il nostro pensiero si muove costantemente nel tempo. Tuttavia, è un invito a non dimenticare che alla fin fine quello che abbiamo è il momento presente. Applicare questi due meccanismi nella nostra quotidianità è un processo che richiede pratica, come qualsiasi altra abitudine, ma con la quale troveremo un grande senso di trasformazione.

Qualche giorno fa, quando sono andata a fare la spesa al supermercato, al mettere a posto il carrello, ho dimenticato l'euro nella sua fessura. Me ne sono accorta quando sono arrivata a casa. La sensazione di perdere qualcosa per stupidità è abbastanza sgradevole, anche se si tratta di una piccola cosa, perché subito iniziano ad arrivare pensieri come "Dovrei essere più attenta", "Sono sempre distratta" Suppongo che avrai anche tu qualche aneddoto simile. L'idea in queste situazioni è non criticare se stessi o causarsi dolore, ma accettare quello che è successo, accettare anche il nostro disagio per la situazione, e poi lasciarlo andare. Significa capire che questo fatto appartiene al passato, e che quindi non si potrà cambiare e che allora ha più senso focalizzarsi su qualcosa di piacevole derivato dalla situazione, come il fatto che forse qualcuno lo troverà e la sua giornata si rallegrerà in modo inaspettato. Quindi, <u>la migliore strategia per prendere il controllo e scegliere i pensieri è usare l'attenzione e l'adesso in combinazione</u> con i nostri pensieri.

Alcuni pensieri scelti per il nostro bene più grande ci mostreranno l'amore per noi stessi, ci faranno sentire bene e, alla fine, ci aiuteranno nella manifestazione delle migliori circostanze per la nostra vita. Ma **per quanto riguarda le parole**? Che effetto hanno sulla nostra realtà? Le parole sono la manifestazione espressa dei nostri pensieri, sia nei nostri dialoghi interni che nel loro uso della comunicazione con il mondo esterno. **Il potere delle parole è persino più grande di quello del pensiero, quindi, prima di verbalizzare qualcosa, dovremmo fare delle scelte ancora più consapevoli.** Non ponetevi dei limiti dicendo, per esempio: "Non posso scrivere un libro", o non rimproveratevi con espressioni come "dovrei perdere peso", cercate sempre invece di fare in modo che le vostre parole siano strumenti che vi permettano di fare cose nuove e di manifestare cose positive nella vostra vita: "un giorno scriverò un libro" o "potrei/mi piacerebbe essere più magro". Sono strumenti che creano. Scegli sempre la combinazione di parole che è più positiva, più costruttiva e più piacevole per te e per il mondo, perché è questo che manderai nell'universo e l'universo ti risponderà con la stessa melodia.

"Sia che pensi di non potere,
Sia se pensi di potere,
hai ragione" HENRY FORD

Gestisci le tue emozioni

L'altro aspetto cruciale della nostra trasformazione e dell'amore per se stessi è **la gestione consapevole delle emozioni**. A volte, abbiamo pensieri positivi, ma noi ci sentiamo in modo diverso. Il tema delle emozioni è spesso più difficile da affrontare e persino localizzare fisicamente. Mentre il pensiero e la mente in generale si situano nella testa, da dove vengono le nostre emozioni? L'emozione dell'amore si identifica con il cuore, mentre la paura sembra localizzata più in basso, a livello dello stomaco. Oltre al fatto di poter localizzare le emozioni in una particolare area del corpo, la loro peculiarità è che sono indipendenti dai pensieri, anche se ne sono influenzati. Quindi, se pensiamo alla nascita di un bambino, ad esempio, che è un pensiero sostanzialmente positivo, possiamo nutrire emozioni di paura (di ansia verso l'ignoto, ad esempio). Tuttavia, attraverso i nostri pensieri, la nostra mente cosciente, possiamo gestire le nostre emozioni rispetto a questo per il nostro benessere (in modo simile a ciò che abbiamo fatto con le credenze).

Ma quali sono le emozioni e come possiamo gestirle consapevolmente? Le emozioni sono energia che si manifesta o rimane stagnante in alcune parti del nostro corpo (principalmente testa, gola, area del cuore o area del plesso solare) e che generano sensazioni fisiche. Cadono nella dualità dell'amore o dell'odio. Ci sono vari derivati dell'amore, come la compassione, la gentilezza, la tranquillità... Per quanto riguarda la paura, accade la stessa cosa; ne derivano frustrazione, rabbia, delusione, tristezza, invidia... Le emozioni sono quelle che danno veramente una vibrazione positiva o negativa a ciò che pensiamo, quindi sono le vere responsabili di ciò che alla fine finiamo per manifestare nelle nostre vite. Inoltre, sono ciò che ci fa sentire bene o male, a seconda dell'emozione dominante tra amore e paura.

La realtà è che il potere di gestire le emozioni è nostro. In un certo modo, siamo abituati a operare con il pilota automatico, senza intervenire direttamente su di loro, o a sentirci vittime in balia di qualcosa di esterno che ci causa circostanze che ci portano a un'emozione concreta. Tuttavia, come con i pensieri, le nostre emozioni sono nostra responsabilità. Come possiamo maneggiarle consapevolmente? Per esempio anche iniziando ad accettare qualsiasi emozione che potremmo sentire. **Accettiamo**, ci rendiamo conto se è un'emozione che fa stare bene o male, e in base a ciò, **decidiamo se lasciarla andare** o se tenerla.

Quando accettiamo e lasciamo andare l'emozione generata da una persona, un fatto, un ricordo o una circostanza, stiamo **iniziando il processo di controllo cosciente delle nostre emozioni**. Non ignoriamo o facciamo finta che una situazione che può essere dolorosa non esista, ma ciò che facciamo è **acquisire prospettiva e concentrarci sulla più grande verità riguardo ad essa**. Qual è la più grande verità? La più grande verità è riconoscere che le situazioni non sono buone o cattive in se stesse; la più grande verità è che le situazioni non sono ciò che ti rende felice o infelice: è come tu classifichi e interpreti che le rende buone o cattive. A volte le emozioni possono causare dolore fisico, ma il dolore emotivo è solo dovuto alla tua interpretazione e al tuo giudizio della realtà. La più grande verità è anche riconoscere che il bicchiere è sempre sempre mezzo pieno e sempre sempre mezzo vuoto. E, infine, la più grande verità è che comunque in ogni caso, nulla è permanente e tutto è in continua evoluzione.

Quindi, quando inizi il processo di controllo cosciente delle tue emozioni, con la prospettiva, puoi **riflettere su due aspetti principali**:

1- Cosa puoi imparare da questo? Quando il comportamento di una persona produce dentro di te inizialmente una sensazione di rabbia, dovresti guardare dentro te stesso. Quell'energia che si blocca nello stomaco quando vedi o senti quella persona ("Ho un blocco nello stomaco", per esempio) è un riflesso di qualcosa su cui dovresti lavorare e liberarti dentro di te. È l'effetto del diapason: le emozioni che sono espresse o trasmesse dagli altri fanno vibrare in noi emozioni della stessa frequenza che non abbiamo gestito o liberato dentro di noi.

"Tutto ciò che ti infastidisce degli altri esseri è solo una proiezione di ciò che non hai risolto di te stesso."
BUDDHA

2- Cosa vuoi creare con questo? Come abbiamo visto, la più grande verità è che le cose non sono buone o cattive in se stesse. Non importa cosa succede, ma come tu decidi di reagire e quale sia il tuo atteggiamento. Tu sei l'architetto del tuo destino; il potere è in te, nel tuo ruolo creativo per poter sfruttare le circostanze come tu preferisci.

C'è una riflessione sull'uomo e sulla pietra che ho letto molto tempo fa su Internet e che trovo molto ispirante per quanto riguarda il nostro potere creativo. Il suo autore è sconosciuto e ha detto:

"Il distratto ci inciampò; il violento l'ha usata come arma; l'imprenditore l'ha usata per costruire; il contadino stanco la usava per sedersi; per i bambini era un giocattolo; David ci ha ucciso Golia e Michelangelo ne ha tirato fuori la scultura più bella. In tutti i casi, la differenza non l'ha fatta la pietra, ma l'uomo."

Così, prendendo coscienza del nostro genuino ruolo di creatori, nulla può influenzarci emotivamente in modo negativo mai più, poiché sappiamo che il potere non sta in fattori esterni; un ingorgo o qualcuno di cattivo umore non hanno il potere di destabilizzarci o di farci stare male. **Siamo noi che decidiamo di creare qualcosa con ciò che riceviamo e, quindi, viviamo un'emozione o l'altra.**

La pietra miliare della mia vita è stata quella di lasciare, come ho commentato in altre occasioni, il mio lavoro permanente a scuola. All'epoca, l'esperienza che ho vissuto è stata abbandonare qualcosa su cui avevo lavorato per quasi nove anni con tutto il mio interesse e passione; qualcosa che mi è sembrato mio e a cui mi ero dedicata con devozione per costruire un'eredità, un'eredità che alla fine ho lasciato a beneficio di tutti. Tutto, in cambio di nulla; sono andata via senza niente: senza liquidazione, senza disoccupazione, senza un semplice "grazie". La mia emozione principale all'inizio? Delusione, frustrazione, rabbia... Quando ho guardato in prospettiva, progressivamente, e sono riuscita a vedere la più grande verità al riguardo, ho riflettuto su <u>ciò che dovevo imparare e su ciò che volevo creare</u>. Quello che dovevo imparare era, da un lato, valorizzare me stessa (perché avevo creato nella mia vita il riflesso delle mie convinzioni) e, dall'altro tra le altre cose crescere come persona; ciò che volevo creare con questa situazione era l'opportunità di conoscermi, reinventarmi e avere libertà in ciò che volevo intraprendere. Tutti viviamo situazioni simili, praticamente ogni giorno, in cui dobbiamo essere in grado di gestire coscientemente le nostre emozioni. Ricorda che hai il potere; non darlo ad un altro.

C'è una storia molto istruttiva su Buddha e i doni che io, in particolare, ho condiviso molte volte con chi mi sta intorno, perché è una storia che mi piace molto. Si dice che in un'occasione Buddha stava camminando con i suoi discepoli quando un uomo gli si avvicinò e iniziò a provocarlo e lo insultò dicendo che tutto quello che stava predicando erano bugie. Il Buddha rimase calmo, sereno e silenzioso durante la situazione. Poi uno dei suoi discepoli, che è stato oltraggiato da ciò che aveva visto, ha chiesto il motivo per cui il Buddha si era lasciato insultare senza difendersi, ciò che il Buddha ha risposto fu: "Se io ti regalo un cavallo, ma tu non lo accetti, di chi è il cavallo?" Il discepolo rispose: "Se non lo accetto, rimarrebbe tuo". La riflessione che Buddha voleva ispirare è che a volte la vita ci offre persone che ci portano doni di questo tipo: la propria rabbia, frustrazioni, insicurezze e delusioni in forma di provocazione, critica o insulti. Quando decidiamo di assumere un atteggiamento reattivo nei loro confronti e di rispondere per cercare di giustificare il nostro punto di vista, stiamo accettando i loro doni. Invece, quando non ci cadiamo, ma rimaniamo calmi e inalterati, il nostro atteggiamento equivale a non accettare i loro doni. Così, i regali rimangono con la persona che li ha portati. Scegli sempre i doni che ti nutrono e ti fanno bene e ignora, in modo che se li riprendano indietro, i doni con cattive intenzioni e che ti frenano. È una tua decisione e hai il potere sulle tue emozioni.

Quindi, a questo punto, vorrei solo riassumere e ricordarti che hai il potere di scegliere i tuoi pensieri e gestire le tue emozioni. Dimostra amore maneggiando e gestendo quelli che supportano la tua trasformazione e il tuo più alto bene.

ASCOLTA IL SILENZIO

Fisicamente ci prendiamo cura di noi stessi e ci amiamo piuttosto spesso; se siamo fortunati e abbiamo ricevuto informazioni sullo sviluppo personale, avremo anche delle tecniche per prenderci cura della nostra salute mentale ed emotiva. Tuttavia, in molti casi, ciò che ci manca sono quelle abitudini che ci permettono di amarci nella nostra parte più genuina: la nostra parte spirituale.

La difficoltà di coltivare questa nostra parte è che partiamo molto spesso della negazione o dalla non conoscenza della sua esistenza. Tendiamo ad identificarci, come abbiamo visto nei precedenti capitoli, nella nostra materialità e, nel migliore dei casi, con la nostra mente o le nostre emozioni; la materialità e la mente-emozione di solito iniziano con la nostra nascita e finiscono con la nostra morte.

Viviamo in tempi che promettono una espansione della coscienza, ma anche in tempi in cui molti sopravvalutano la scienza e ciò che ad oggi può dimostrare: la realtà è che ciò che può essere dimostrato è limitato alla nostra conoscenza attuale e nel corso della storia abbiamo visto come teorie ampiamente accettate siano state rimosse o riformulate a seguito di nuove scoperte. Lo sviluppo della fisica quantistica negli ultimi tempi, così come altri studi scientifici come quelli descritti da Gregg Braden in diverse occasioni, sta gettando molta luce su tutto ciò che fino ad ora era considerato metafisico, ma c'è ancora molta strada da percorrere.

"L'assenza di una prova non è la prova di un'assenza" CARL SAGAN

La realtà è che la nostra vera essenza è spirituale. In realtà siamo esseri spirituali che sono fisicamente incarnati in un corpo, che fanno uso della mente e sviluppano emozioni da sperimentare durante la loro condizione umana. Siamo esseri illimitati dato che la nostra origine e la nostra natura sono le stesse del resto dell'universo.

Pertanto, coltivare e amare noi stessi in questa parte spirituale è tanto importante. Di solito comprendiamo questo aspetto nel senso che siamo esseri umani che sviluppano una spiritualità. In realtà, l'idea è più profonda: noi siamo esseri di luce e l'amore per questa nostra parte è il modo in cui dimostriamo amore nella nostra unità con tutto e tutti; quindi, è un modo per irradiare amore per il mondo.

Ma come dimostriamo l'amore nel nostro campo spirituale?

In generale, lo facciamo ascoltando il silenzio. **Ascoltare il silenzio** è il mio particolare modo di inglobare tecniche diverse con le quali ci si può connettere con la nostra propria grandezza, la natura, l'universo e Dio. Sono quelle tecniche che ci armonizzano e ci rivitalizzano energeticamente, ci aiutano a guarire, ci fanno sentire bene in tutto il nostro essere, ci aiutano a sintonizzarci con il nostro scopo originale, ci fanno diventare osservatori di noi stessi escludendo i rumori di fondo, mentali ed emozionali, ci avvolgono in un'emozione superiore, fanno espandere la nostra intuizione e ci danno chiarezza. Penso che sia questo il significato originario o tradizionale del pregare.

Nel mio sviluppo spirituale, ho esplorato alcune di queste pratiche: il Reiki, la connessione con la natura e l'abitudine della meditazione. Anche la pratica dello yoga, il *mindfulness* (consapevolezza) o la concentrazione sulle tecniche di respirazione sono tecniche per connetterci al nostro io superiore e, quindi, per curarci della nostra spiritualità. Ascoltare musica rilassante, camminare, correre, fare esercizio e anche guidare possono anche funzionare come un tecniche complementari del "ascoltare il silenzio". Alcune possono sembrare cose terribilmente banali, ma a volte la semplicità è la chiave della nostra propria porta interna. Per quanto riguarda noi, qui, mi concentrerò su come sviluppare il nostro amore per noi stessi attraverso l'abitudine di connettersi con la natura e la pratica della meditazione.

Connessione con la natura

Connettersi con la natura comporta potersi spostare in un luogo circondato dalla grandezza della natura nel suo stato puro. È vero che alla fin fine, tutto, inclusi gli ambienti urbani, la tua casa, le strade... sono creazioni dell'universo (creazioni fatte attraverso gli esseri umani). Tuttavia, al fine di connetterci con la nostra essenza assoluta è meglio poterci trovare in un ambiente naturale: la spiaggia, il parco, la campagna, il fiume, o meglio ancora, le montagne, la foresta... in ogni possibile area naturale è possibile sentirne la bellezza e la grandezza.

L'ideale è regalarci qualche minuto al giorno per essere in sintonia con queste creazioni universali di cui facciamo parte. Se non è possibile ogni giorno, almeno, bisogna provare con tutti i mezzi che sia almeno una volta alla settimana. L'idea è quella di poter sedere in un ambiente naturale e sentirsi circondati dalla natura (se possibile senza rumori o distrazioni). All'inizio può capitare che arriviamo in questi posti con le nostre preoccupazioni e carichi di stress o magari sentiamo che "non c'è niente da fare", o dopo pochi minuti pensiamo "che abbiamo visto o fatto tutto e possiamo passare a qualcos'altro. " Se all'inizio ti senti così, fai uno sforzo cosciente per prenderti il tuo tempo e apprezzare i dettagli di ciò che ti circonda. Con 15 minuti, almeno all'inizio, andrà bene.

Siediti e lasciati connettere progressivamente con la natura. L'idea è di fare **un uso consapevole di ognuno dei tuoi sensi** per sentire e riconoscere ciò che hai intorno a te. Esamina ciò che i tuoi occhi possono vedere e apprezza la bellezza che ti circonda. Apprezza l'immensità degli alberi, la caduta delle foglie, la perfezione dei fiori, l'orizzonte nel mare e i colori di tutti gli elementi. Mantieni il silenzio e ascolta i suoni che ti arrivano: il suono del mare o del vento, il canto degli uccelli o qualsiasi altro suono. Inspira e senti l'odore di ciò che ti circonda: l'odore di salnitro, erba, fiori... l'aria pura. Tocca le piante, l'acqua, la sabbia, i tronchi o le rocce e goditi la freschezza dell'erba e il tocco delle foglie. Lasciati scaldare un po' dal sole o apprezza la sua luce, le nuvole, il cielo o la pioggia. Senti la perfezione naturale che esiste in tutti quegli elementi naturali e sentiti parte di quella bellezza e perfezione, perché lo sei. E' una sensazione è simile a quando prendi un neonato tra le tue braccia, con cui improvvisamente senti il miracolo della vita, dell'universo e della creazione.

L'esercizio del collegamento con la natura è semplice, tuttavia, ti porterà una grande sensazione di pace e armonia. Ti collocherà nel qui ed ora, utilizzando i sensi per apprezzare tutto e ti avvolgerà nella purificante e rivitalizzante vibrante energia che trasmettono tutti gli esseri allo stato puro, quello stato da cui veniamo e che a volte si perde un po' durante il processo. Questa connessione con la natura ci porterà progressivamente a sviluppare anche più consapevolezza ecologica e rispetto per il resto degli esseri, poiché vedremo come un tutt'uno la grandezza di tutto ciò, in comunione anche con la fonte universale.

Praticando questo uso consapevole dei vostri sensi all'interno della natura, vi sentirete maggiormente in armonia personale e spirituale e sentirete una maggiore fusione con l'universo intero: sperimenterete l'unicità della nostra essenza. Sentirai amore: ti sentirai amato e capace di amare. Esercitatevi ogni volta che potete perché così facendo, come abbiamo detto prima, vi prendete cura di voi stessi e vi prendete cura di voi stessi in quanto esseri spirituali quali siete.Ma la vita quotidiana può rendere difficile, in una certa misura, avvicinarsi a punti in cui si possa davvero entrare in contatto con la natura. Pertanto, se non ti è facile ritagliarti qualche minuto al giorno in un ambiente naturale o come complemento a questa pratica, puoi usare la meditazione.

La meditazione

L'abitudine alla meditazione quotidiana è tremendamente salutare: è un'aspirina spirituale che possiamo prendere senza alcun tipo di controindicazione. Iniziare con 15 minuti alla mattina o alla sera, ci sintonizzerà per iniziare la nostra giornata in modo più vitale o ci aiuterà a ripulirci quando la giornata è finita. Meditare significa prendersi del tempo per se stessi, stare soli e in silenzio, ascoltare il proprio essere. Meditare è un tempo per "semplicemente essere", come dice Deepak Chopra.

È conveniente trovare uno spazio nella casa riservato per questa pratica e in cui non ci raggiungano distrazioni o interruzioni. Non ci sono regole specifiche o uniche per meditare. Lasciare la mente vuota può essere molto difficile, quindi è generalmente raccomandato che, per cominciare, **ci concentriamo sulla nostra respirazione**, una respirazione addominale, se possibile, cioè, al contrario di quanto facciamo di solito: gonfiando il nostro addome inspirando, trattenendo l'aria, contraendo con l'espirazione e riposando, in quattro tempi.

Dopo aver respirato o mentre respiriamo, possiamo viaggiare nel nostro corpo, percorrendo consapevolmente ciascuna delle sue parti: dalle dita ai polsi, e poi ai gomiti e, quindi, sentendo progressivamente tutto il corpo. Questa revisione dettagliata e cosciente del nostro fisico ci fa concentrare necessariamente al momento della meditazione e ci impedisce di distrarci viaggiando mentalmente verso i nostri possibili problemi o verso i nostri piani per il giorno successivo. La **revisione cosciente del nostro corpo** è solitamente combinata con il rilassamento progressivo di ciascuna di queste parti. E 'anche possibile che dopo aver preso coscienza ed esserci rilassati, **prendiamo conoscenza di dove ci troviamo** (il pavimento, la stanza, la casa, la città...) per distaccarci gradatamente dalla Terra e dall'universo e sentirci uno con il tutto.

La meditazione, inoltre, è un'opportunità unica per **ricaricare energia** dall'energia universale, cioè per connettersi con la fonte. Per fare questo, dopo il rilassamento e la concentrazione sul presente con la respirazione e la consapevolezza del tuo stesso corpo, immagina che una potente luce bianca entri dentro di te attraverso il settimo chakra e armonizzi tutto il tuo corpo sbloccando qualsiasi sfera di energia stagnante che potresti avere, ricaricandoti con pace e benessere.

Durante la meditazione, puoi anche **rafforzare il tuo legame con la terra** in questa esperienza umana unendoti mentalmente al terreno, visualizzando radici come di alberi che spuntano dai tuoi piedi ed entrano nella terra. Questo può aiutarti a sviluppare più forza nel tuo mondo attuale e anche a creare un grande senso di benessere.

La meditazione è spesso combinata con la visualizzazione. Quindi, puoi spostarti mentalmente in spiaggia e fonderti con le onde, in una foresta di alberi immensi e respirare tutti gli odori che si manifestano o puoi semplicemente sentire i raggi del sole in un incantevole giorno di primavera... decidi tu cosa ti rende "presente" nel momento della meditazione e ti riempie di energia o ti aiuta nella tua guarigione. Nel Reiki pratichiamo anche meditazioni in cui la respirazione è combinata con la visualizzazione dei simboli Reiki, per riempirci della loro energia

Impara a distribuire il tuo tempo di meditazione in generale o ogni giorno in particolare in base a quanto ti dà più energia e armonia. A volte, dopo esserti concentrato sul tuo qui e ora, puoi anche provare a **fare domande o chiedere consigli**, riguardo a ciò in cui senti di aver bisogno di una guida. Il tuo io superiore sarà in connessione durante la meditazione con la fonte universale, quindi durante la sessione o nei giorni successivi puoi ricevere "risposte" sotto forma di messaggi sottili: intuizioni o segnali. Puoi chiedere "Come posso servire il mondo?" O "Cosa devo sapere?" Sviluppa il tuo orecchio interiore: sii disposto ad ascoltare la tua intuizione e ad apprezzare le risposte che ti circondano.

Puoi **anche usare frasi o parole sotto forma di un mantra** durante la meditazione per permearti del loro senso ed energia. Una frase conosciuta e usata in molte meditazioni è il '"Io sono". Puoi usare altre frasi che preferisci o di cui hai bisogno, in base al tuo caso.

Anche durante le tue meditazioni coltiva l'idea di **diventare osservatore dei tuoi pensieri**. Se quando cerchi di concentrarti sulla respirazione o di ricaricarti energeticamente, i pensieri ti si avvicinano, non giudicarli: osservali e lasciali andare. Puoi persino decidere di lavorare oltre il concetto di osservatore "osservando" l'intervallo tra quei pensieri: osserva come ne arriva uno, domandati da dove viene, attendi e osserva lo spazio fino all'arrivo del prossimo.

Le formule e le combinazioni per meditare sono molteplici. Per sviluppare la nostra consuetudine, è necessario sperimentare per arrivare a ciò che meglio si adatta alle nostre esigenze del momento. L'intero processo si svilupperà in modo naturale, quindi non c'è motivo di preoccuparsi se inizialmente è difficile concentrare la nostra attenzione senza vagare mentalmente o non siamo in grado concentrarci per più di cinque minuti. Il <u>nostro interesse consapevole</u> sarà la pietra angolare del processo: ciò che determina che il processo sta diventando più facile e che lo troviamo gratificante. Ci sono una moltitudine di meditazioni guidate in diversi corsi e su YouTube, che possono essere di aiuto e guida. Tu stesso puoi creare le tue, scrivendo il testo e registrando la tua voce.

La cosa importante di queste pratiche è esplorarle e sperimentarne i benefici: sono porte d'accesso al nostro io superiore e, quindi, sono connettori con la fonte originale, da cui emerge tutto l'amore universale. Quindi, sono le forme più complete di amore professante, che è una delle pietre miliari di questo primo stadio della nostra trasformazione.

A questo punto, in questa prima fase, ricorda che l'informazione in sè non genera cambi nè modifiche, a meno che uno non si impegni a metterla in pratica. Che cosa hai intenzione di fare con tutto questo? La decisione è tua, il tuo tempo e la tua vita, ma ti invito con il cuore ad intraprendere il cammino: ti invito a iniziare a incorporare alcune delle tecniche e delle abitudini qui presentate, per iniziare a coltivare e ad espandere l'amore per la nuova persona in cui ora ti puoi trasformare. Goditi il tuo processo perché sarà irripetibile.

La grande notizia che portano con sè tutte le tue trasformazioni è che potrai entrare in una vibrazione più alta, con cui solo le cose di questo spettro possono risuonare insieme te. Tutto si crea due volte: lo crei nel tuo mondo interiore (con la tua mente, le tue emozioni e il tuo essere) ciò che si manifesterà nel mondo esterno. È il famoso segreto o legge di attrazione, una legge che, in realtà, giustifica il fatto che ciò che viene a te ciò che è uguale a te.

"Non attrai ciò che vuoi. Attrai ciò che sei"
Wayne Dyer

2. <u>Tappa 2</u>:
DA TE AGLI ALTRI
(Il tuo benessere)

Il tuo benessere inizia a forgiarsi quando ti trasformi e cresci come persona capace di amarsi. Il tuo benessere non dipende da questioni esterne, ma nasce e si espande dall'interno. Il tuo pieno benessere si verifica quando quella trasformazione e amore si irradiano al resto dell'umanità, vedendoti in unità con tutto. Il tuo benessere integrale non è mai isolato, ma è orchestrato insieme al resto dell'universo per il tuo bene più grande.

"Ancora non lo sai?
E' la tua luce che illumina il mondo" RUMI

2.I. Espandi l'amore

Come espandiamo l'amore nel mondo?

L'amore incondizionato è l'essenza dell'universo, la nostra fonte, e tutto e tutti coloro che ne fanno parte. Per professare l'amore per gli altri, iniziamo sempre dall'essere in grado di esprimere l'amore con noi stessi. Possiamo solo dare ciò che abbiamo. In una prima fase, ci accettiamo e ci riconosciamo come esseri unici e preziosi con doni e benedizioni, celebriamo la nostra esistenza e ci sentiamo degni di tutta la ricchezza e l'amore dell'universo. **L'amore incondizionato verso se stessi è la premessa da cui partire per espandere l'amore al mondo.**

Forse non abbiamo ancora raggiunto in particolare il nostro scopo, ma ci siamo messi in moto e abbiamo iniziato a riconoscere che siamo parte di qualcosa di molto più grande: un universo infinito, perfetto e amorevole. È così che il seme del nostro benessere e il nostro amore incondizionato possono iniziare ad espandersi e germogliare nel mondo. Ma come possiamo fare perchè si rifletta sugli altri? Per capire come possiamo farlo, dobbiamo prima capire i concetti di universo e di senso vitale.

L'UNIVERSO E IL SENSO VITALE

L'universo è l'energia perfetta e infinita che ci circonda e di cui facciamo parte; prendere coscienza del concetto di energia universale, di fonte della divinità o di Dio, se si preferisce, significa accettare che la perfezione che ci circonda e di cui facciamo parte, non può essere un caso.

La perfezione in noi, esseri umani, significa che due minuscole cellule della madre e del padre si uniscono per dare origine ad un essere umano, con tutti gli organi perfettamente coordinati e programmati per eseguire funzioni specifiche che ci permettono di respirare, mangiare, camminare, vivere... alcune cellule che, inoltre, contengono informazioni specifiche sul colore degli occhi, sul tono dei capelli o sull'altezza stimata di crescita, tra molte altre cose.

La perfezione che ci circonda e di cui, naturalmente, facciamo parte, è ciò che dà origine al meraviglioso sistema in cui viviamo: la Terra. Pensiamo al mare: come funziona perfettamente con le sue maree, con le sue onde... agli alberi: come nascono da piccoli semi e che grande magnificenza hanno... la bellezza dei fiori, tutte le creazioni umane che non sono altro che la manifestazione di questo potere creativo e di questa energia che ci unisce tutti: aeroplani, automobili, case, edifici...

Forse tutta questa spiegazione potrebbe essere troppo mistica o spirituale. Riconosco che anche io l'ho pensata così durante gran parte della mia vita e che solo recentemente ho iniziato a "svegliarmi" in questo senso. Andiamo per gradi.

Sono stata cresciuta come cattolica, ma anche se sono stata battezzata e ho fatto la comunione, non sono andata molto in chiesa. Mia madre ha sempre condiviso con noi (con i miei fratelli e me) un rispetto totale per la chiesa, ma non ci ha costretto ad andare in chiesa, così ognuno di noi può coltivare la propria forma di religione, che va dal non fare nulla che sia legato alla chiesa fino a, come nel mio caso, pensare che in realtà fosse sufficiente comportarsi bene con gli altri e recitare un Padre Nostro quando mi trovavo in difficoltà.

Da lì, passai a considerarmi agnostica: non negavo l'esistenza di Dio, ma lasciavo in sospeso il mio parere sulla sua esistenza o meno e, nel caso in cui fosse stato un sì, lasciavo per un altro momento la decisione su quale religione sarei stata disposta a seguire. Allo stesso tempo, ho continuato con la mia idea di provare a fare il bene comune, di comportarmi bene con gli altri e poco altro.

Sarebbe stato solo più avanti che i pezzi del mio puzzle di credenze personali si sono incastrati con l'idea che il bene comune continua ad essere presente (come l'unica energia che siamo tutti noi), ma con la convinzione di quella che oggi è per me un'affermazione, che un Dio esiste, una divinità, una fonte o un'energia superiore che dà una spiegazione alla perfetta configurazione di tutto e tutti.

Il concetto dell'universo non è quello di accettare una particolare religione, poiché a volte questo limita o esclude coloro che possono essere membri di una o dell'altra. È piuttosto un concetto di integrazione che trascende ed è compatibile con tutti: è l'accettazione che **un'energia è la fonte organizzativa di tutte le cose della**

nostra esistenza e che siamo parte di quella coscienza superiore. Alcuni autori direbbero a questo punto che l'origine di TUTTO ASSOLUTAMENTE è "il nulla o il non essere"... Il nulla perché quando approfondiamo il vero contenuto dei semi degli esseri umani e di qualsiasi essere sul pianeta, quando studiamo le sue componenti nella loro parte più interna, ciò che c'è è spazio, è vuoto... ciò che troviamo è energia invisibile: il nulla... NULLA! Quindi, in realtà, per essere specifici, ciò che emerge veramente è il "nulla", ma **"un nulla" misteriosamente creativo, perfetto e infinito**, che contiene tutte le informazioni necessarie per ogni creazione.

Legato all'accettazione dell'universo c'è il fatto meraviglioso di **accettare la sua innata natura amorevole**, un concetto tremendamente rivelatore e confortante per la nostra esistenza.

*"La decisione piùimportante che dobbiamo prendere
è se viviamo in un universo amichevole o
in un universo ostile"* EINSTEIN

È una nostra decisione, perché significa dare credito oppure no al perfetto processo di creazione, con il quale tutto ha un senso e si configura in un ingranaggio spettacolare e armonioso. Non siamo in grado di riconoscere l'amore, l'amicizia o la perfezione dell'universo quando siamo lontani dall'armonia con l'universo e l'universo che "creiamo" noi stessi è ostile: un universo in cui dobbiamo soffrire e combattere, in cui inoltre, ci muoviamo senza un fine o un chiaro scopo.

L'idea dell'universo amorevole può essere ascritta ad un tipo di realtà del cui funzionamento non abbiamo una grande conoscenza, ma che, nonostante ciò, non neghiamo, ma piuttosto, al contrario, sfruttiamo e di cui godiamo dei benefici ad essa associati. Molti di noi non conoscono i dettagli reali con i quali funziona l'elettricità: sappiamo solo che colleghiamo i dispositivi e questi semplicemente "agiscono" in base alla funzione per cui sono stati creati: la lampadina, l'essiccatore, il tostapane... E quando non è così, non ci viene in mente che l'energia elettrica non esista, ma supponiamo che il dispositivo sia difettoso, o che ci sia stato un problema e che l'elettricità ha smesso di raggiungere la presa. Né sappiamo davvero come avviene la messa a punto dei canali televisivi o di Internet, ma usiamo i vantaggi che queste tecniche ci forniscono e, ugualmente, quando c'è un problema e perdiamo la connessione, cerchiamo i mezzi per accedere di nuovo.

Allo stesso modo, se crediamo e accettiamo la natura autenticamente amorevole dell'universo, ci assicuriamo di poterne godere i vantaggi. **Il più grande vantaggio è sperimentare l'amore incondizionato: tutto accade sempre per il nostro bene migliore.** Così, quando qualcosa ci fa pensare che non godiamo dell'amore incondizionato perché non sentiamo benessere, noi non rifiutiamo l'esistenza dell'universo amorevole (proprio come non lo faremmo con l'elettricità quando un dispositivo non funziona), ma controlliamo il nostro essere per vedere la più grande verità sulla situazione che interpretiamo come mancanza di amore e capiamo che potrebbe esserci una "disconnessione con l'universo". Confidare o avere fede in questo universo ci allontana dalla paura, dall'ansia, dalla lotta, dalla preoccupazione e dal dubbio e ci sommerge <u>nella incertezza di infinite possibilità</u>, uno stato in cui tutto può accadere, ma sempre con l'obiettivo finale di stare bene e di adempiere al nostro scopo particolare, curando il significato trascendente della vita.

"Ci sono solo due modi di vivere la vita:
Uno come se niente fosse un miracolo;
L'altro come se tutto fosse un miracolo"
EINSTEIN

Ma qual è il senso trascendentale della vita?

In molte occasioni sentiamo parlare del concetto di missione o dello scopo della vita. La nostra missione o scopo è il nostro compito particolare in questo grande organismo universale: è il nostro grande servizio al mondo in questa vita, che è legato ai nostri doni e talenti particolari. È quello che siamo venuti a fare per il nostro bene e quello di tutti.

Il significato trascendentale della vita è la nostra motivazione generale, indipendentemente dalla nostra particolare missione o scopo in questa vita. Come esseri spirituali, abbiamo una natura perfetta e infinita in essenza; e allora, perché siamo arrivati sulla Terra? Qual è lo scopo delle nostre successive incarnazioni su questo piano? **Il fine, il significato trascendentale della vita, è di sperimentare sulla terra l'amore e la grandezza del nostro essere.** Sperimentare l'amore e quella conoscenza astratta che abbiamo in essenza in un processo di apprendimento o evoluzione sul piano fisico.

Sperimentando gradualmente ricordiamo la nostra

grandezza e ci ci evolviamo su questo piano fisico, mentre sviluppiamo il nostro scopo particolare. Questo processo di evoluzione avviene individualmente in ognuno di noi, poiché è l'essenza ultima che giustifica il nostro passaggio materiale attraverso le esperienze umane, ma in realtà fa parte di un sistema e di un processo collettivi. Costituisce un'evoluzione generale di tutti noi come un universo orchestrato. Questo perché **TUTTI SIAMO UNO: siamo lo stesso corpo universale unito**, in cui ogni elemento gioca un ruolo indispensabile e di uguale importanza nel tutto.

Il corpo universale che tutti quanti siamo può essere compreso con l'analogia del tuo corpo fisico. Ogni cellula e ogni organo del tuo corpo svolgono un ruolo unico, irripetibile e vitale nel funzionamento e nel benessere di tutta quanta la macchina. Quando si verifica uno squilibrio in alcune cellule, questo finisce per colpire tutto o gran parte del tuo corpo. Nel corpo universale succede la stessa cosa: facciamo parte di un tutto integro in cui noi e il nostro ruolo unico (il nostro scopo) è di vitale importanza; la nostra evoluzione individuale è necessariamente un bene per l'intero gruppo.

Mano a mano che conosciamo noi stessi e iniziamo ad amarci, cioè, mentre il nostro processo di trasformazione ha luogo, siamo capaci di essere noi stessi. Essere se stessi implica ricordare l'accordo che abbiamo accettato di incarnarci sulla Terra e accettare il nostro ruolo e il nostro scopo specifico, un ruolo e uno scopo che in qualche modo dimentichiamo a volte quando cresciamo e al perdere la connessione con l'universo, ma che è necessario che recuperiamo per il bene nostro e quello di tutti gli altri. Ma non ti preoccupare se a questo punto senti di non sapere ancora esattamente chi sei, cosa vuoi fare della tua vita o qual è la tua missione. Tutto questo è un processo progressivo e lo saprai poco a poco o si rivelerà all'improvviso quando sarai pronto. L'importante in questo processo di trasformazione e ora anche di benessere è proprio godersi il viaggio: goditi il viaggio che la tua trasformazione comporta e, in seguito, goditi il viaggio della tua vita sviluppando la tua missione.

Come sottolineato all'inizio del libro, i segni del malcontento (e persino le malattie) sono in realtà positivi per il nostro essere. Sono la bussola che cerca di indicarci che abbiamo lasciato la rotta che tenevamo prima di incarnarci. Cercano di dirci che non siamo allineati con l'universo, perché **la nostra vera evoluzione della vita in questo piano avviene sempre in parallelo al nostro benessere ed equilibrio.**

***

Arrivati a questo punto e comprendendo i concetti di universo e del senso trascendente della vita, come possiamo espandere l'amore incondizionato per raggiungere un benessere completo? Lo facciamo interiorizzando **l'u nicità e la compassione**.

L'unicità è riconoscere se stessi come parte di quell'organismo universale in cui tutti noi abbiamo esattamente la stessa condizione, anche se interpretiamo ruoli diversi. Accettiamo di essere uno solo, siamo uguali, dato che veniamo dalla <u>stessa fonte universale</u>, mentre siamo anche unici e diversi, visti i nostri valori e le nostre peculiarità. Significa anche capire che tutti siamo uno perché in questo grande organismo siamo inesorabilmente <u>connessi:</u> trasmettiamo energia l'uno all'altro senza rendercene conto. Quando creiamo attraverso le nostre convinzioni, i nostri pensieri, le nostre parole e le nostre azioni nella nostra vita, lo stiamo facendo anche per il resto del mondo, perché la nostra esistenza è indissolubilmente legata al resto.

A volte quell'unione o connessione diventa molto chiara, come quando eseguiamo un'azione che inevitabilmente ha un effetto su un'altra persona. Se vendo la mia auto, qualcun altro la compra, e così questa persona è stata toccata dalla mia decisione e dalla mia azione; allo stesso tempo, io sono toccata dalla sua decisione di acquistare: c'è una simbiosi continua. Altre volte, invece, il collegamento è più sottile... quando pensiamo di chiamare qualcuno ed è quella persona che "accidentalmente" ci chiama. Le coincidenze non esistono. Chi era dei due che stava pensando prima di chiamare l'altro?

Quando interiorizziamo il concetto di unità nella nostra vita, siamo in grado di iniziare ad espandere l'amore incondizionato attraverso la compassione. **La compassione è il sentimento di comprensione e identificazione con gli altri e le loro circostanze. In pratica, la compassione ci porta a non giudicare (rispetto), a non arrabbiarci (essere gentili) e a collaborare (essere generosi).**

Smettiamo di giudicare perché capiamo che tutti abbiamo il nostro bagaglio sulle spalle, abbiamo vissuto il nostro proprio percorso e le nostre circostanze. Rispettiamo le convinzioni e il processo di ciascuno e lasciamo che ognuno sia se stesso: lasciamo che ognuno di noi possa desiderare di essere o fare in ogni momento ciò che desidera senza dare giudizi di valore sulla sua persona o sulle sue decisioni. Sviluppiamo una visione non esclusiva dell'universo. Ci identifichiamo con tutti.

Smettiamo di arrabbiarci e sviluppiamo la nostra gentilezza per tutte le creazioni divine. Per smettere di arrabbiarci dobbiamo capire che il potere di gestione e cambiamento delle nostre emozioni è nelle nostre mani e che, in realtà, la più grande verità sulle nostre circostanze è che in sè non sono né buone né cattive. Accettiamo ciò che accade e accettiamo le nostre emozioni, ma cerchiamo di sanarle o trasmutarle in modo consapevole verso un sentimento d'amore: serenità, calma, perdono e gratitudine. Solo nei casi in cui ciò non ci è possibile, allontaniamoci per un momento, piuttosto che riempirci di emozioni spiacevoli o soccombere alla rabbia; cercheremo di rimpiazzare queste emozioni per conto nostro e in solitudine.

Riguardo alle persone che possono provocare rabbia e ira, esprimiamo amore nei loro confronti quando proviamo compassione per loro e le loro azioni. Se fanno qualcosa che sentiamo essere contro di noi, da un lato, l'universo può averlo orchestrato per il nostro bene più grande (per farci riconoscere qualcosa dentro di noi) e, dall'altro dobbiamo essere in grado di vederli come un fratello più piccolo che, a causa della mancanza di esperienza, non sa cosa le sue azioni possano significare per noi. Ci identifichiamo con tutti e li comprendiamo.

Siamo gentili e disponibili con tutti gli esseri che attraversano la nostra esistenza: questa conoscenza ci renderà più ricchi e porterà ricchezza agli altri. Ogni giorno incrociamo delle persone: nell'ascensore, nel treno, nella fila a scuola dei nostri figli... Dobbiamo capire che sono esseri come noi e che abbiamo molti più aspetti che ci uniscono rispetto a quelli che ci separano. Siamo in grado di guardare gli altri, di essere amichevoli e di essere aperti e disposti a connettersi, parlare e condividere. L'idea non è quella di allontanarci, separarci o dividerci dagli esseri che ci circondano, ma, al contrario, avvicinarci e crescere in armonia.

Rispettiamo anche tutte le creazioni divine: tutti gli animali, le piante, gli alberi, i fiori, il mare, i fiumi... così come tutte le creazioni divine create attraverso gli esseri umani: case, strade, automobili, scuole... Collaboriamo con tutti gli esseri umani alla ricerca del bene comune. Sviluppiamo la mentalità del servizio, il lavoro di squadra, la solidarietà e la collaborazione. Non combattiamo, nè competiamo o ci confrontiamo con gli altri. Ci evolviamo per migliorare noi stessi e, nella nostra evoluzione, contagiamo quelli che ci circondano: è un'evoluzione collettiva.

Siamo generosi. Diamo disinteressatamente ciò che siamo e abbiamo, con amore, senza attaccamento ad un risultato specifico, senza aspettarci nulla in cambio, invece con la convinzione che il flusso amorevole di energia nell'universo porterà indietro ciò che seminiamo. È la legge del dare:

"L'universo opera attraverso uno scambio dinamico. Dare e ricevere sono aspetti diversi del flusso di energia nell'universo e se siamo disposti a dare ciò che stiamo cercando, otterremo l'abbondanza dell'universo che circola nella nostra vita."
DEEPAK CHOPRA

A volte si riesce a dare molto, ma facciamo fatica a ricevere. Mettiamo ostacoli per evitare che qualcuno faccia un gesto carino nei nostri confronti o che ci aiuti in una situazione delicata senza che nemmeno lo chiediamo. Quando impariamo che sia il dare che il ricevere formano parte del flusso di energia d'amore dell'universo e che entrambi sono importanti e positivi, le strade iniziano ad aprirsi davanti a noi. Non si tratta di fare i conti su quanto si offre e quanto si riceve; Non è una questione di quantità ma di volontà di tenere aperto il cuore in una direzione e l'altra. Quando abbiamo capito il significato e la forza di questa legge universale, tutto comincia a fluire nella nostra vita in modo imprevisto: miracoli, cose meravigliose cominciano a verificarsi.

Quindi, a questo punto, io voglio farvi capire che **l'amore incondizionato** in realtà, più di un'emozione derivata da aspetti esterni, è **l'espressione del vostro io interiore e, quindi, diventa un modo di vivere**. Proponetevi ogni giorno di sentire, vivere ed esprimere attraverso le vostre azioni e pensieri, emozioni d'amore per tutto ciò che avete intorno. Nutrirete voi stessi in positivo e ne beneficerà anche chi vi sta intorno.

2.II. LE 3 GRANDI CHIAVI SPIRITUALI

Abbiamo visto il modo di vivere che implica l'amore incondizionato. Tuttavia, non finisce qui. So che ci sono 3 grandi chiavi spirituali che non solo facilitano ulteriormente il nostro benessere integrale attraverso l'espressione di quell'amore incondizionato, ma ci portano anche una trasformazione spirituale senza precedenti, permettendo di connetterci ancora di più con la nostra vera essenza, il nostro io superiore. Le chiavi spirituali ci aiutano a dissolvere la resistenza che possiamo trovare durante il nostro allineamento con l'universo: sono la responsabilità, il perdono e la gratitudine.

RESPONSABILITÀ

Quando le circostanze che sperimentiamo o il modo in cui ci sentiamo non sono quelle che vogliamo, spesso tendiamo a incolpare il nostro ambiente o gli altri. Ci sentiamo vittime indifese di ciò che accade come se non ci potessimo fare nulla. Quando intraprendiamo la via della riconnessione tra il nostro vero io e l'universo, uno dei primi obiettivi che dobbiamo proporci è non incolpare gli altri o vittimizzare noi stessi, ma, al contrario, accettare la nostra responsabilità in ogni cosa. **La responsabilità implica diventare consapevoli del potere creativo che abbiamo, modificando la nostra possibile identificazione con il ruolo della vittima.**

Accettare la nostra responsabilità su tutto è probabilmente uno degli aspetti più difficili, ma è una vera e propria pietra miliare e una grande chiave spirituale con la quale entreremo in una nuova configurazione di noi stessi.

Forse hai sentito parlare dell'Ho'ponopono, una tecnica di rilascio dei problemi che è sempre più popolare, con un'antica origine hawaiana. In modo molto sintetico, la tecnica consiste nell'accettare la nostra responsabilità in tutto ciò che ci accade o che raggiunge qualsiasi livello della nostra percezione. Assumendoci la responsabilità, abbiamo allora l'opportunità di trasmutare ciò che consideriamo come problemi in opportunità che ci faranno crescere e vivere di ispirazione. Senza entrare nei dettagli della tecnica Ho'oponopono in particolare, penso che sia molto rivelatore che anche il suo punto di partenza sia accettare la responsabilità per essere poi capace di rilasciare i problemi.

Essere responsabili non significa incolparci, ma piuttosto riconoscere il dono e il potenziale che abbiamo per creare noi stessi e, quindi, modellare ciò che ci arriva.

Molti di noi hanno sentito parlare della legge di attrazione e del libro o del documentario The Secret of Rhonda Byrne. The Secret rivela la legge di attrazione, una legge dell'universo che spiega come attraiamo nella nostra vita le cose che si sposano con noi, un matrimonio a livello di pensiero, emozione o azione, perché tutto è energia che vibra. Così, per la legge di attrazione, la nostra vita, comprese le persone che ci sono dentro o le nostre vicissitudini, è stata attratta grazie al nostro potere creativo: "gli uguali si attraggono" dice la legge.

Quindi, potremmo essere attratti da circostanze o persone che ci hanno fatto sentire male o che consideriamo come negativi o problematici. E' nostra responsabilità dato che probabilmente abbiamo impostato una vibrazione energetica tale che li attirava, forse perché guardando tutto in una prospettiva globale della nostra esistenza, avevamo bisogno di imparare una lezione legata a loro per prosperare nella nostra evoluzione.

In qualunque caso, **accettare la responsabilità per quanto accaduto non ci pone in una situazione di svantaggio, ma, al contrario, ci apre un potenziale inimmaginabile.** E questo per due ragioni.

Il primo è che nulla è di per sé un problema. Tutto dipende dalla prospettiva che decidiamo di prendere nella vita quando valutiamo ciò che ne deriva. Il nostro mondo non è una realtà oggettiva (la realtà non esiste perché tutto è percepito attraverso un filtro umano), ma è un'interpretazione soggettiva e personale. Le circostanze da sole non sono cattive, nello stesso modo in cui le decisioni non possono essere sbagliate. L'unico problema è che portano a risultati diversi, che possono servire da germe di opportunità per qualcosa o meno, a seconda di ciò che siamo disposti a vedere.

La seconda ragione è che, anche nel caso in cui considerassimo necessariamente un problema ciò che è arrivato nella nostra vita, abbiamo il potere di cambiarlo. Se pensiamo di aver scelto male in un determinato momento o che abbiamo attratto persone o circostanze tossiche, ora non importa; l'importante è che siamo in grado di chiederci quale fosse l'insegnamento che dovevamo trarre da questo e che da ora in poi, nel momento in cui ci troviamo ora, possiamo mettere in pratica consapevolmente la capacità di creare nella nostra vita nuove e piacevoli circostanze.

Come si mette in pratica la responsabilità?

Assumiti la responsabilità per le cose che sono entrate nella tua vita. Non incolpare nessuno e non farti passare per vittima: sii umile e accetta la tua responsabilità. Non evitare la questione. Se nella tua vita c'è un aspetto particolare su cui pensi di poter praticare l'esercizio della responsabilità, ti invito a farlo. Rifletti su ciò che ti ha portato a questo, l'insegnamento che devi trarre da questa situazione e come puoi ora, con le conoscenze e le tecniche che stai acquisendo, reindirizzarti in modo che le cose siano maggiormente come vorresti che fossero nella tua vita.

PERDONO

Un'altra delle grandi chiavi spirituali è il perdono. Abbiamo detto nel capitolo precedente che tendiamo a incolpare gli agenti esterni di ciò che a volte si manifesta nelle nostre vite e, in molte occasioni, prendiamo strade come di risentimento, rimproveri, vendetta o invidia. Questi sentimenti non solo non avvantaggiano quelli a cui li rivolgiamo perché li avvolgiamo in un alone di vibrazioni negative, ma, peggio, non ci fanno del bene.

Ospitare dentro di noi sentimenti negativi anche quando abbiamo una "presunta giustificazione" per loro non è un bene per noi perché ci porta a rivivere costantemente quelle situazioni dolorose. Alla fine, sebbene i pensieri e le vibrazioni negativi diretti ad altre persone possano influenzarle, il danno che ciò può causare loro è ben lungi dall'essere significativo, specialmente se lo confrontiamo con ciò che questo stesso causa a noi stessi.

Perdonare è sbarazzarsi di un seme infetto dentro di noi, un seme che, se non viene lasciato andare, finirà per germogliare spesso sotto forma di malattie mentali, emotive o fisiche. Con il perdono ce ne liberiamo: ci liberiamo dal dolore prodotto dalla situazione "x" nella nostra esistenza. Sviluppare l'abitudine al perdono è probabilmente lo stile di vita più sano e potente che si possa assumere per essere emotivamente e fisicamente sani nella propria vita.

Ma il perdono non è solo un'azione che dirigiamo verso gli altri e che ha effetti su di noi, ma è anche un'azione che dobbiamo indirizzare a noi stessi. A volte siamo in grado di perdonare gli altri perché capiamo che forse erano qui per aiutarci ad evolverci, per insegnarci qualche lezione che dovevamo imparare o semplicemente perché le loro circostanze personali li hanno portati ad agire o in quel modo in particolare.

Al contrario, a volte, è molto difficile o quasi impossibile perdonare noi stessi. Se perdonare gli altri evita che ci facciamo del male, perdonare noi stessi è ancora più importante, poiché il male può essere anche più intenso.

Perdonarci non significa esonerarci dalla responsabilità. Abbiamo già visto prima che è essenziale assumere la nostra responsabilità per tutto ciò che esiste nella nostra esistenza. Abbiamo il libero arbitrio e prendiamo decisioni e le nostre convinzioni, i nostri pensieri, i nostri atteggiamenti e le nostre azioni modellano la nostra realtà fisica. Pertanto, a volte le persone che arrivano a comprendere il concetto della propria responsabilità hanno poi maggiori difficoltà a professare il perdono, dal momento che si vedono come colpevoli e architetti ultimi di ciò che è accaduto loro.

Perdonare noi stessi non è sottrarsi alla nostra responsabilità, ma piuttosto accettare che siamo esseri in evoluzione in questa dimensione. Stiamo imparando dall'esperienza sulla Terra e, come parte di tale apprendimento, a volte facciamo "errori" che ci aiutano a essere migliori: ci permettono di espandere la nostra coscienza.

Pensa alla tecnica di apprendimento prova-errore. È probabilmente una delle tecniche di apprendimento più ancestrali degli esseri umani, forse la più preziosa e la più intrinseca alla nostra stessa essenza. Per natura, i bambini imparano in questo modo. Cercano di fare qualcosa, di alzarsi a camminare, ad esempio, e se "falliscono" perché non mettono giù bene il piede, provano a modificare leggermente la loro strategia fino a che non lo fanno bene: provano, commettono errori, provano di nuovo e così via finché non ce la fanno. Se vogliamo un esempio più attuale, prova a dare un cellulare o un tablet a un bambino per la prima volta e vedrai che in breve tempo, a tentativi ed errori, sarà in grado di eseguire da solo le funzioni di base con il dispositivo.

Sfortunatamente, le virtù di questa tecnica di apprendimento ancestrale sono andate perdute man mano che le scuole si sono sviluppate come mezzo per imparare gli argomenti o le conoscenze da apprendere e gli errori nelle prove svolte per misurare l'apprendimento vengono criticati. Ma anche al di là di questo, abbiamo sviluppato una forte auto-critica che ci impedisce di perdonare noi stessi quando commettiamo errori. Tuttavia, la nostra evoluzione come specie, come collettività, ha sempre seguito questo schema. È lo schema essenziale dell'apprendimento, con cui abbiamo provato, "ci siamo sbagliati" e tornando a provarci siamo arrivati ad una soluzione (grazie anche al nostro potere creativo) che poi ha funzionato qualunque fosse l'argomento: è così che si sviluppa la nostra evoluzione. L'errore è essenzialmente positivo per il nostro apprendimento e il nostro successo.

Se Cristoforo Colombo non avesse cercato di dimostrare, nonostante la possibilità di errore, di usare la via d'accesso ad ovest che, secondo tutti i suoi contemporanei, era destinata a fallire, poiché la terra era considerata piatta, chissà come sarebbe cambiato l'ordine delle cose nel nostro mondo attuale.

La nostra evoluzione e il nostro apprendimento non

si realizzano né devono essere misurati sulla base della ripetizione dei modelli. Questi aiutano, senza dubbio, ad esemplificare ciò che altri hanno fatto, ma alla fine, il nostro apprendimento avverrà solo grazie alla nostra capacità di provare a fare le cose e la nostra capacità di riprovare se "sbagliamo", cioè la nostra capacità per perdonarci, per continuare a provare con nuovi modi di fare le cose.

Pertanto, a questo punto della guida, ti invito a riflettere seriamente e a focalizzare la tua attenzione nell'interiorizzare e praticare del perdono quotidianamente.

Come si mette in pratica il perdono?

All'atto pratico, **quando senti che una situazione o una persona (o anche qualche questione legata a te stesso) ti viene in mente e ti risveglia emozioni di disagio nello stomaco, dì a te stesso tutte le volte che ne hai bisogno: "Lo lascio andare, è perdonato".** Perdona gli altri e perdona te stesso per le possibili circostanze dolorose che hanno creato nella tua vita: lascia andare imparando la lezione che dovevi imparare. Pensa che è stata una parte della tua evoluzione e che, in realtà, se guardi con una prospettiva globale, è servita renderti una persona migliore: ringrazia il tuo passato per la lezione. Non tormentare te stesso, non rivivere più il passato nella tua mente e volta pagina: ciò che è fatto è fatto. Concentrati su come plasmare le circostanze della tua vita d'ora in poi. Lascia andare e stai in pace.

Per liberare il tuo passato, può anche aiutare disfarsi di vestiti o cose che non ti servono più: quelle cose sono il simbolo delle tue paure, della tua tristezza, delle tue frustrazioni o dei tuoi rancori passati. Lascia andare ciò che non ti serve anche a livello materiale nella tua casa, poiché ti aiuterà mentalmente e spiritualmente. Pulisci e crea il vuoto per avere chiarezza e permettere a cose nuove e buone di entrare nella tua vita.

"Lasciar andare è far arrivare" RUMI

Per aiutarti nel compito di perdonare te stesso, abbraccia l'errore e l'imperfezione del percorso del tuo apprendimento. Nei compiti che intraprendi, stabilisci uno standard realistico e ragionevole per te stesso e metti tutta la tua buona fede nella sua esecuzione. Cerca di attenerti al tuo standard il più possibile, ma continua ad andare avanti. Ricorda, inoltre, che le opinioni e le valutazioni degli altri sono soggettive e infinite e non definiscono necessariamente te o i tuoi risultati. Anche così, ascolta e adotta tutto ciò che viene fornito con uno spirito costruttivo e che è di valore per te. Seguendo queste linee guida, non incolpare te stesso o criticare te stesso e, in ogni caso, ricorda di perdonare te stesso.

GRATITUDINE

La terza grande chiave spirituale è la gratitudine. Tendiamo a concentrarci e a lamentarci su ciò che ci manca, su ciò che ci rende incompleti o imperfetti, nelle circostanze che non si accordano in base alle nostre aspettative o al nostro concetto di ciò che è giusto e ci dimentichiamo invece di quell'altra parte che è ricco, piacevole, che ci rende vivi e che ci porta benessere. In molti casi accade che la prospettiva della nostra vita sia così distorta da non riuscire ad apprezzare tutto il bene che abbiamo già in questi momenti. L'incapacità di apprezzare ci riconduce alla scarsità e alla stagnazione delle nostre circostanze. Al contrario, la capacità di apprezzare l'abbondanza che è già presente nelle nostre vite ci porta ad espandere e diversificare la nostra prosperità.

La gratitudine è l'abitudine di prendere coscienza di tutto il bene, abbondante e straordinario che abbiamo già nel nostro essere e che già abbiamo nella nostra vita. "Solo per oggi sii grato" è uno dei cinque principi del Reiki. Si tratta di essere in grado di sviluppare la prospettiva per vedere che il bicchiere della nostra vita è senza dubbio pieno di molti doni e molti tipi diversi, sebbene ci sia ancora spazio per continuare a riempire di molte altre esperienze, esseri, qualità o risorse.

L'aspetto più cruciale della nostra vita degno di apprezzamento è il semplice fatto di essere vivi, di respirare. Il fatto che apriamo i nostri occhi ogni giorno è una benedizione che di solito non apprezziamo affatto: abbiamo la magnifica opportunità di stare sulla Terra per continuare ad imparare dalle nostre esperienze mentre ci godiamo il viaggio. Insieme all'essere vivi è anche degno di gratitudine il fatto che possiamo muoverci, che possiamo vedere, ascoltare, sentire, parlare, toccare, ridere... è parte della nostra essenza come esseri umani, ma perchè allora ci sentiamo come se non avessimo tutti i nostri sensi sviluppati o come se li avessimo persi per qualche motivo? VIVERE è già un dono immenso e vivere, inoltre, in salute, è una doppia benedizione.

Pensa che anche se la tua salute non è perfetta, tu VIVI e mentre stai <u>vivendo</u>, la tua salute può anche trasformarsi e migliorare. Anche se sembra che ci siano cose insormontabili che non potrai più ristabilire nella tua salute e che ti fanno allontanare dalla gratitudine, quelle hai ancora ancora meritano la tua gratitudine. Quando apprezziamo le benedizioni della nostra vita, queste si espandono. L'aspetto della tua salute che è in sofferenza può essere migliorato o compensato vitalmente attraverso la pratica della gratitudine a TUTTO ciò che è ancora presente nella tua vita e che continua a farti crescere.

"Usa la gratitudine come un mantello e alimenterà ogni angolo della tua vita" RUMI

La realtà è che c'è molto di cui essere grati. Diamo per scontato che avere una casa con tutte le comodità è qualcosa che non richiede particolare gratitudine. L'elettricità e l'acqua corrente nella nostra casa sono servizi e comodità su cui molti dei nostri nonni, o forse anche i nostri genitori, non avevano il piacere di poter contare; la mancanza di questi mezzi è una realtà consolidata in molte case in tutto il mondo al momento, in paesi in cui le infrastrutture non sono ben sviluppate o dove c'è carenza di mezzi in generale. In queste case, come nel caso dei nostri antenati, la priorità è il cibo quotidiano, e nemmeno questo viene dato per scontato.

L'alimentazione quotidiana è un altro chiaro esempio della comune mancanza di apprezzamento nel mondo sviluppato. Diamo per scontato che domani avremo il cibo da mangiare e talvolta addirittura lo esigiamo anche in caso di difficoltà nell'ottenerlo, come nel caso di alloggi popolari. Non fraintendermi, sono totalmente a favore del fatto che ogni essere umano, indipendentemente dalla sua origine, dalla sua religione, ecc. possa contare su risorse minime per vivere con dignità. Tuttavia, in molti luoghi, anche oggi, questo non è dato per scontato e le persone sviluppano una maggiore consapevolezza della gratitudine, mentre in altri, abbiamo più profondamente radicato la mentalità del "sussidio" associato all'idea che non c'è bisogno di ringraziare.

Può sembrare molto semplice essere grati per tutti gli aspetti che abbiamo delineato finora, nella tua vita, ma sono solo esempi minimi. Pensa a tutti gli esseri che ti circondano e che ti accompagnano: genitori, figli, compagni, amici, vicini di casa, colleghi di lavoro... forse apprezzi che alcuni più di altri siano nella tua vita, ma in fondo ti hanno aiutato e probabilmente continueranno ad aiutarti ad essere quello che sei oggi.

Anche il luogo in cui vivi, la tua città o la tua comunità. Forse pensi che in realtà ti piacerebbe vivere da qualche altra parte o magari consideri il tuo ambiente piuttosto tossico. Tuttavia, anche in questi casi, la realtà è che sono degni di gratitudine, perché hanno contribuito alla tua esistenza, ti hanno fatto evolvere o ti hanno portato a questo punto attuale della tua vita.

I tuoi beni materiali, siano essi più o meno abbondanti, li hai. Qualcuno doveva sviluppare l'idea della carta o dell'*ebook* in modo che ora tu avessi l'opportunità di accedere a questo libro. Se ti siedi su un divano e puoi vestirti con i vestiti ogni giorno è anche perché qualcuno l'ha concepito nella sua testa, l'ha creato per l'uso degli altri, lasciandolo come eredità nel mondo. Certo, magari pensi che ti piacerebbe avere più di queste risorse, ma almeno, concentrandoti sul momento presente, dovremmo essere in grado di ringraziare per la loro esistenza nella nostra realtà attuale.

Anche i nostri problemi passati e presenti sono degni di ringraziamento perché, insisto, ci hanno portato in questo preciso momento della nostra esistenza e ci hanno aiutato a diventare ciò che siamo adesso; ciò che percepiamo come un problema può anche rivelarsi finalmente un'opportunità per dare una svolta positiva alla nostra vita. Capisco che ringraziare ciò che consideri negativo nella tua vita possa essere una grande sfida in linea di principio, ma man mano che approfondisci l'abitudine alla gratitudine, sarai sempre più in grado di farlo.

Per ora, ti invito a iniziare riflettendo su tutte le cose buone che hai già nella tua vita e che ti fanno sentire bene. La realtà è che questo punto di svolta nelle nostre vite, il cambiamento in atteggiamento di gratitudine, è essenziale per il nostro benessere. Da un lato, ci fa reimpostare la nostra prospettiva, riconfigurarla per rilevare ciò che abbiamo (invece di ciò che NON abbiamo, che è la nostra tendenza) e, dall'altra, è la formula con cui saremo in grado di espandere la nostra coscienza al livello successivo e, cioè, saremo in grado di continuare a riempire il nostro stesso vaso vitale con cose splendide. L'atteggiamento di gratitudine è una delle chiavi essenziali per connettersi con l'universo e, quindi, essere in grado di creare risultati meravigliosi.

La gratitudine è l'opposto della lamentela. Lamentarsi è l'abitudine di concentrarsi sul cattivo, ciò che manca e non funziona bene. Pertanto, quando pratichiamo gratitudine, **un altro aspetto importante su cui dobbiamo lavorare è quello di evitare di soffermarci sulle lamentele non solo nostre, ma anche quelle che ci vengono portate da persone con atteggiamenti tossici.** Le persone tossiche sono quelle che non hanno ancora iniziato o non hanno sviluppato grandi capacità in tema di gratitudine e che, al contrario, sono spesso impantanate nel lamentarsi (e talvolta anche nel giudicare di altri). Tendono, probabilmente senza saperlo, a cambiare la vibrazione di chi li circonda in negativo. Parlano del male della loro vita, che forse condividete, e delle difficoltà e delle ingiustizie a cui siete sottoposti. Sfortunatamente, gran parte del nostro ambiente sarà alquanto tossico. Voglio dire che molte delle persone con cui interagiamo ogni giorno saranno in modalità lamentela in misura maggiore o minore. Ci sono persone che lo faranno più frequentemente, essendo questa una loro caratteristica tipica, mentre altre persone lo faranno in modo sporadico.

Pertanto, è vero che in molti casi evitare le lamentele in senso lato sarà difficile, dal momento che sarà presente proprio nella nostra cerchia più intima: la famiglia o gli amici. Quindi, forse un trucco in questi casi e in qualsiasi altro che ci viene in mente è di cambiare o orientare diversamente i temi della conversazione con loro. Non si tratta di vivere una vita illusoria in cui non ci sono problemi, ma di controllare, e se possibile, ridurre il tempo e l'energia che dedichiamo a ciò che non ci fa bene. Se dobbiamo parlare dei "problemi", facciamolo, ma dal punto di vista della soluzione. Possiamo parlare di cosa fare per risolvere o espandere qualcosa, ma non per indulgere in lamentele e circoli viziosi che non ci portano altro che disagio.

La nostra energia è diffusa da chi ci circonda in modo impressionante. Se siamo circondati da energia negativa, da basse vibrazioni, a causa delle lamentele, entreremo inconsciamente in quella vibrazione e non saremo in grado di evitare di sentirci agitati, preoccupati o abbattuti.

Come si pratica la gratitudine?

Sviluppa l'abitudine quotidiana, tutte le mattine o tutte le sere, di pensare a 5 cose che ti fanno sentire bene nella tua vita e per cui provi gratitudine. Possono essere grandi o piccole cose. Ce ne sono moltissime, ne sono convinta, ma almeno, cercando di concentrarti su 5 ogni giorno, imboccherai nel sentiero della gratitudine. Non devono essere sempre le stesse. Cambiale in base a come ti senti ogni giorno.

D'altro lato, **cerca di non tenere un atteggiamento lamentoso ma di essere in grado di riorientare o evitare conversazioni con altri che lo siano.** Così non solo farai un bene a te stesso, poiché parlerai di ciò che ti porta benessere, ma lo farai anche agli altri, poiché eviterai di dare più energia all'insoddisfazione e al problema.

Il nostro benessere, come abbiamo detto, è iniziato quando ci siamo conosciuti e abbiamo imparato ad amarci, cioè quando ci siamo trasformati. Come parte di un universo connesso, il nostro benessere è possibile solo quando l'amore e l'armonia si espandono da noi al resto. Pertanto, durante tappa fase, ho voluto trasmettervi il più possibile il modo per rendere la vostra interazione con il mondo un'esperienza arricchente e prospera per voi e per tutti.

Rifletti su tutto questo e usa quotidianamente le tre grandi chiavi spirituali, poiché non solo aprono le porte della comprensione e della compassione verso gli altri, ma aprono anche le porte al tuo successo.

"Siamo a questo mondo per convivere in armonía. Quelli che lo sanno non lottano tra loro" BUDDHA

3. <u>Tappa 3</u>:
RISULTATI MERAVIGLIOSI
(Il tuo successo)

Il tuo successo è il risultato della tua trasformazione (del conoscere e amare te stesso), del tuo benessere e del tuo contributo al mondo. È la sensazione di appagamento quando ti riconosci con il potere di essere te stesso e di creare la tua vita, una vita che si riflette positivamente nel mondo.

"Il successo nella vita potrebbe essere definito come la continua crescita della felicità e il raggiungimento progressivo dei nostri obiettivi [...]
Il successo è un viaggio, non una destinazione."
DEEPAK CHOPRA

3.1 COME CREIAMO?

Come abbiamo detto finora, siamo i "creatori" della nostra realtà ed esperienza. Come succede con l'accettazione dell'universo amorevole che alla fine veglia per il nostro bene, implica in parte una "credenza" che si possa nutrire per "crearla" o ignorarla per limitare le proprie potenzialità.

Forse avete letto o ascoltato e siete vagamente a conoscenza delle ultime scoperte a cui la fisica quantistica sta arrivando in relazione all'energia, che rafforzano molti degli approci che fino a quel momento erano considerati metafisici. Tutto nell'universo è energia, incluso noi stessi, non importa quanto siamo forti. Le differenze nella vibrazione delle particelle sono ciò che determina che noi percepiamo le cose come più solide (un muro o la nostra stessa mano) o più sottili (così sottili che a volte possiamo pensare che non esistono: i nostri pensieri, per esempio). Siamo abituati a credere nelle cose in base a quanto sono tangibili, ma fortunatamente la nostra coscienza generale si sta progressivamente espandendo per riconoscere che questa definizione del nostro mondo è limitata e limitante.

La realtà è che il processo di creazione si svolge in due fasi: **viene creato prima nel mondo intangibile e poi creato nel mondo tangibile**. Questa è la regola generale. Quindi, come abbiamo detto finora, le nostre credenze, pensieri ed emozioni sono ciò che rende possibile che un tipo di realtà o un altro si manifestino nella nostra vita fisica. E questo è così a causa delle leggi che governano l'universo e che giustificano che l'alta vibrazione di una persona (per il suo amore e per le sue convinzioni, pensieri ed emozioni positive) attrae circostanze, eventi e persone della stessa vibrazione: è la cosiddetta legge dell'attrazione.

Nel corso del libro ho cercato di introdurre il concetto di **potenziamento dell' essere**. Il potenziamento del tuo stesso essere significa capire che, con la tua condizione e l'essenza divina, sei responsabile di tutto ciò che viene a te, ma che questa responsabilità è benevola, poiché manifesta **il tuo potere di creazione e la tua libertà**. Sei libero di decidere e, quindi, creare la tua realtà e la tua esperienza. <u>Sei un creatore. Siamo tutti creatori.</u>

Abbiamo creato in libertà sin dall'inizio. Siamo i registi del nostro proprio film. Abbiamo deciso di venire sulla Terra per sperimentare la nostra grandezza e, in quel momento, abbiamo anche deciso "il tema della nostra opera" (quale sarebbe il nostro più grande apprendimento - la nostra più grande sperimentazione qui), così come i personaggi principali e lo scenario generale. Era nostra volontà nascere nel nostro paese e nei nostri genitori perché, in qualche modo, eravamo consapevoli che ci avrebbero offerto le maggiori opportunità di sperimentare ciò che volevamo e di offrire il nostro contributo al mondo. Una volta qui, abbiamo continuato a creare in libertà i dettagli specifici della nostra vita. Lo abbiamo fatto attraverso le nostre diverse reincarnazioni.

*"La libertà, dopo tutto, non è altro che
la capacità di vivere con le conseguenze delle nostre
decisioni"* JAMES MULLEN

L'unica questione è che l'accordo di incarnazione sulla Terra ha sempre portato all'oblio, sia della nostra natura divina con il nostro potere creativo in libertà, sia dello stesso accordo in cui si manifestavano il nostro più grande apprendimento su questo piano e il nostro contributo al mondo.

Quindi, comprendendo ora che siamo liberi creatori della nostra vita, come lo facciamo? **Come creiamo? Lo facciamo dall'intangibile al tangibile,** come abbiamo detto prima. **Tutto si crea due volte**.

Le tue convinzioni, idee, pensieri e desideri, più o meno consapevoli (l'intangibile), ti hanno portato alla tua situazione attuale (il tangibile: viaggio, lavoro...) Forse non stavi pensando di contrarre la malattia che si è manifestata nella tua vita , l'incidente che hai avuto la settimana scorsa o la discussione che è iniziata con il tuo partner l'altro giorno, ma la tua vibrazione energetica originata, ad esempio, da emozioni o pensieri negativi ha portato a quello. Capire e accettare questa forma di creazione a volte è difficile per ciò che implica riguardo alla nostra responsabilità ("Sono responsabile per questo?"), e in altre occasioni, a causa della paura e della preoccupazione che possono sorgere ("Se penso, senza rendermene conto, in cose negative, mi porterà problemi?"). Non è che questa spiegazione genera paura, ma, al contrario, ci permette di creare in libertà nelle nostre vite.

In pratica, per come io lo intendo, **i due modi** in cui

è possibile creare sono i seguenti: **creare con pilota automatico e creare attivamente**. Questi processi creativi danno origine a tutto ciò che è presente nella nostra vita e, quindi, sono ciò con cui possiamo manifestare vari aspetti relativi alla salute, alla ricchezza, alle relazioni, all'occupazione, al tempo libero...

Creare con il pilota automatico

Quando **creiamo con il pilota automatico**, facciamo uso della nostra libertà per assumere un ruolo passivo (non interveniamo attivamente), ma comunque stiamo creando ed è nostra responsabilità. In realtà, quando lo facciamo, **creiamo** <u>più che altro con ciò che siamo</u>.

Creando con ciò che siamo, se non sappiamo chi siamo o come amare noi stessi ed espandere quell'amore, o come controllare i nostri pensieri e le nostre emozioni, non sapremo cosa stiamo creando nelle nostre vite. Operiamo con un pilota automatico, ma un <u>pilota "sconosciuto"</u>. Per alcuni, tuttavia, il pilota "sconosciuto" può essere positivo, perché senza saperlo consapevolmente, sono ciò che vogliono essere e amano se stessi e, da lì, gli altri. Altri, hanno un pilota automatico "sconosciuto" piuttosto negativo, quindi per creare benessere, successo e prosperità nelle loro vite, hanno bisogno di fare un processo più consapevole di conoscenza e amore.

Quando impariamo a conoscere noi stessi, ad amare noi stessi e ad usare le chiavi spirituali per espandere l'amore incondizionato, ciò che creiamo nella nostra vita riflette il nostro essere. Creiamo con il pilota automatico in generale perché non assumiamo un ruolo attivo nel manifestare una particolare circostanza nella nostra vita, ma è <u>un pilota "conosciuto" perché sappiamo chi siamo</u> e che ciò che siamo viene inviato all'universo, per manifestare in seguito qualcosa sulla nostra stessa vibrazione. Quindi, se ci prendiamo cura del nostro corpo (alimentandoci in modo sano o idratandoci quotidianamente con abbondante acqua, ad esempio), creiamo uno stato di salute in generale; magari non siamo creando in modo attivo e specifico perchè ci crescano unghie forti e brillanti dato che abbiamo lasciato attivato il pilota automatico generale, ma sappiamo che l'amore per noi stessi avrà un riflesso positivo su di noi.

Creiamo anche in modalità pilota automatico "conosciuto" con le nostre convinzioni, credenze riprogrammate per il nostro massimo bene. Creiamo le circostanze che si abbinano vibrazionalmente con noi. A livello mentale, anche i nostri pensieri ed emozioni creano in pilota automatico "conosciuto" e positivo quando li scegliamo e li gestiamo per il nostro massimo bene. Quando evitiamo di concentrarci sulle lamentele o di preoccuparci inutilmente, creiamo in modo automatico una realtà che sappiamo non ci porterà nulla di negativo; al contrario, se ci concentriamo sulle lamentele, ad esempio, conoscendone le conseguenze o per ignoranza, creeremo in pilota automatico qualcosa che vibra in risonanza con questo disagio. A livello spirituale, allo stesso modo, anche se non ci concentriamo sulla creazione di qualcosa in particolare, dato che attiriamo ciò che siamo, se proviamo a espandere l'amore incondizionato, creeremo in modo automatico positivo e conosciuto. Se sei generoso e contribuisci al mondo, se ti assumi la responsabilità, se ringrazi e perdoni, il mondo servirà da specchio e ti risponderà sulla stessa linea.

Creiamo con ciò che siamo, ma ricordiamo sempre che <u>ciò che siamo è costantemente influenzato da ciò che assorbiamo e con cui interagiamo</u>. Pertanto, a questo punto, ricorda di stare lontano dalla negatività, dall'inquinamento e dalla tossicità del tuo ambiente. Evita di discutere con chi si lamenta e gli ambienti in cui altri vengono giudicati ed evita anche le notizie negative in TV, che si concentrano sulla paura e la preoccupazione. Se vuoi essere informato su ciò che accade nel mondo, la mia raccomandazione è piuttosto di leggere i giornali digitali, in questo modo si può avere una prospettiva più globale di ciò che sta accadendo e saremo in grado di approfondire solo quelle notizie che ci sembrano opportune; informarsi con le notizie in TV ha lo svantaggio di seguire una sequenza prestabilita, quindi non è possibile sfuggire al loop fino a quando il set di notizie non è completo.

Scegli con chi vuoi relazionarti e cosa vuoi vedere o di cosa vuoi parlare. L'energia viene trasmessa. Scegli le persone e le situazioni che contribuiscono al tuo bene e ti fanno sentire bene, che ti fanno crescere, ridere e divertirti.

Insomma, creare una positività nelle nostre vite attraverso un autopilota conosciuto è abbastanza facile una volta che ci immergiamo nell'applicazione delle due tappe precedenti: quelle della nostra trasformazione e del nostro benessere, cioè, una volta che espandiamo la nostra coscienza di noi stessi e ci vincoliamo nell'amore. Questa forma di creazione è davvero il nostro vero punto di partenza per la creazione della vita. **La creazione in pilota automatico è quella che viene dalla vera essenza del nostro essere.**

La Formula

Ma per quanto riguarda l'altro modo di creare? Quando lo usiamo e come lo usiamo per creare? **Creare attivamente** significa avere nella nostra vita un sogno, un'intenzione, un obiettivo o una richiesta, un desiderio o una preghiera specifico. Sogna in grande, sogna al di fuori del convenzionale; sii consapevole che le possibilità sono infinite e che tu sei il creatore. Può riferirsi a qualsiasi aspetto della tua vita... Cosa vorresti essere o fare nella vita se non ci fossero limiti o conseguenze? Sii concreto, perché una delle basi di questo processo di creazione attiva è proprio questo aspetto. **Parti da un desiderio di creazione con una caratteristica specifica.** Si potrebbe desiderare di avere uno stipendio decente, per esempio, ma dal momento che tutto è soggettivo e relativo nella vita, che cosa è uno stipendio mensile decente per te? 600, 1000, 2000 euro? Bisogna essere concreti nelle nostre intenzione, anche se, come vedremo in seguito, poi dobbiamo essere in grado di mantenere il distacco dal risultato.

Questo obiettivo, intenzione o sogno devono anche essere **coerenti con il tuo essere**. Cosa significa questo riguardo alla coerenza con il tuo essere? Continuando l'esempio precedente, vuol dire che se vuoi che si manifestino più soldi nella tua vita per avere più libertà, per esempio, ma hai una convinzione limitante nel tuo essere sul fatto che i soldi sono cattivi o che i ricchi sono cattivi o hai una convinzione negativa sul tuo valore, come per esempio che non lo meriti o non sei abbastanza bravo da riuscire a manifestarlo, non puoi neanche creare attivamente quell'abbondanza, poiché ci sarà resistenza dall'interno del tuo stesso essere. Il primo passo dovrebbe essere quello di riprogrammare tue convinzioni (abbiamo visto come potremmo farlo nei capitoli precedenti), in questo caso riguardo al denaro e alla considerazione di sè, in modo che la formula di creazione attiva si possa applicare al tuo scopo.

Questo aspetto della coerenza con il nostro essere è il grande dimenticato in molte teorie della manifestazione. In realtà, consiste nel fatto di essere consapevoli che la creazione in pilota automatico è il vero meccanismo della creazione e che funziona senza restrizioni; possiamo aggiungere attivamente la formula della creazione, ma avrà dei risultati solo se non contraddice ciò che siamo in sostanza.

Quindi, una volta chiarito che l'intenzione deve essere specifica e coerente, come la materializziamo? La formula per la creazione attiva risulta qualcosa del genere:

[immaginazione x (emozione di amore -> sentimento di conseguenza)]
+ gratitudine
+ fiducia nel processo
+ distacco dal risultato

Per applicare la formula sulla tua specifica richiesta o sogno, cerca di dedicare diversi momenti (almeno tre) durante il giorno a questo processo e fallo per tutti i giorni che ritieni opportuni (più sono e meglio è). Uno dei momenti migliori è prima di dormire e anche al risveglio. Nei momenti in cui vi proponete di creare attivamente, concentratevi sulla respirazione e entrate in uno stato meditativo. Quindi applicate la formula.

Ricorda, inoltre, che creiamo con ciò su cui ci

concentriamo, quindi non possiamo creare "che non ci licenzino" o "che non vengano malattie". La negazione non viene compresa nelle nostre richieste. Creiamo sempre ciò che vogliamo ottenere: "essere valorizzati al lavoro" o "essere molto sani".

L'immaginazione (Immagina)

L'**immaginazione** è una delle capacità più promettenti del nostro essere. L'immaginazione è un semplice pensiero della nostra mente o è il vero seme del nostro potere creativo che, in realtà, proviene dal nostro io superiore? Da dove vengono queste idee immaginarie che a volte affollano la nostra mente? La nostra capacità di immaginare trascende la nostra capacità di pensare, in quanto non è limitata dai nostri sensi e molto probabilmente è guidata dalla nostra intuizione.

> *"L'immaginazione è più importante della conoscenza. La conoscenza è limitata e l'immaginazione circonda il mondo"* EINSTEIN

Ai fini pratici, l'immaginazione si manifesta come un pensiero su qualcosa che non è accaduto (secondo i nostri metodi convenzionali di conoscenza); lo gestiamo consapevolmente, proprio come qualsiasi altro pensiero, usando la concentrazione e l'adesso.

La <u>concentrazione</u> è mettere a fuoco coscientemente qualcosa con l'obiettivo che si espanda: che germogli e prosperi nella tua vita; implica incanalare tutta la tua energia verso qualcosa. La chiave per mettere a fuoco è <u>la concentrazione e la ripetizione</u>.

D'altra parte, per usare l'immaginazione, dobbiamo essere in grado di <u>ancorarci al qui ed ora</u>, nel nostro presente eterno, che è veramente reale. Non viaggiamo verso il passato o verso il futuro, ma ci stabilizziamo qui. Ma non è questa una contraddizione con il concetto di immaginazione? Usare l'immaginazione mentre si è ancorati al presente è un paradosso apparente perché "immaginando" viaggiamo nel tempo e possibilmente nello spazio. Tuttavia, è in realtà qui e ora dove e quando stiamo creando grazie alla nostra facoltà di immaginazione. E questo perché **creiamo non pensando all'ideale o al risultato, ma <u>a partire </u>dall'ideale o dal risultato**: l'ideale che esiste come possibilità di creazione latente che abbiamo attivato nel nostro presente. Questo aspetto è cruciale per la sensazione di raggiungimento con cui abbiamo bisogno di avvolgere il nostro desiderio immaginato perchè si realizzi.

Ma come mettiamo in moto il meccanismo dell'immaginazione? Possiamo utilizzare due delle tecniche che abbiamo visto prima per riprogrammare le nostre convinzioni: **affermazioni e visualizzazione**. Affermiamo il nostro desiderio e la nostra intenzione in prima persona e presente: "Io sono prospero e l'abbondanza viene a me in modi diversi e costantemente." Possiamo anche visualizzare nella nostra mente il nostro desiderio già realizzato o anche elaborare una tavola visuale in cui possiamo trasferire in immagini il desiderio immaginato. L'idea è di dedicare tutta la nostra attenzione alle nostre intenzioni e ripeterle il più possibile. In questo modo, il potere dell'immaginazione e dei nostri sogni sarà infinito.

.

"Se puoi immaginarlo, puoi farlo" Einstein

L'emozione dell'amore e il sentimento di raggiungimento (Senti)

Tuttavia, immaginare qualsiasi cosa senza l'emozione dell'amore significa andare incontro ad un fallimento. Non si può immaginare con la paura perché allora dividiamo tutto il potere della formula creativa. Il nostro desiderio immaginato deve essere **intriso dell'emozione dell'amore così che, in questo modo, si manifesti la sensazione di compiere il proprio desiderio.**

Sii consapevole della sensazione di aver già ottenuto il risultato. La sensazione positiva di gioia, compiacimento o soddisfazione è quella che ha il vero potere della creazione. Tienila, non perderla durante tutto il tuo processo di immaginazione. Convinciti di essere già o di avere già raggiunto quello che vuoi essere o avere. La tua abbondanza o il tuo benessere sono già qui: è una possibilità reale dentro di te a cui hai avuto accesso e che hai già attivato. Circondati di quelle circostanze che desideri e avvolgiti in quella sensazione. Che cosa produce la realizzazione del tuo desiderio in te e nella tua vita? Cosa ti fa sentire? Cerca di essere in grado di sperimentare la sensazione di raggiungimento e combinarla con il tuo desiderio immaginato. Quella sensazione è la via perduta della preghiera di cui Gregg Braden parla anche nei libri e nei video.

*"Assumere il sentimento del desiderio realizzato
rende il sogno futuro un fatto presente"*
NEVILLE GODDARD

La gratitudine (Sii grato)

Sii grato che la tua richiesta è già stata ascoltata, senza dubbio o paura. Diamo per scontato che il tuo sogno sia una possibilità che è già qui, realizzata. Esprimi la tua gratitudine.

Una volta che la tua mente ha immaginato quella realtà ideale che contiene i tuoi sogni e l'hai avvolta in un'emozione d'amore, portandola al presente con un sentimento di soddisfazione e consapevolezza che tutto è arrivato, dì: "Grazie, grazie, grazie, è già qui."

La fede nel processo (Confida)

Ricorda di usare l'immaginazione al di là di ciò che i tuoi sensi possono farti considerare e al di là di ciò che le persone possono dirti. Chiedi senza esprimere giudizi sul fatto che sia realistico o meno e senza bisogno di sapere come si manifesterà. Non lasciare che il tuo ego limitante o i tuoi modelli comportamentali ereditati ti contaminino, ti sabotino e cerchino di distruggere il tuo sogno. Non lasciar soccombere il principio della creazione della tua vita. Molte volte i dubbi ti assalgono e tu metti in dubbio il tuo valore: chi sono io per osare di immaginare questi grandi risultati? In questi casi, elimina il dubbio e immergiti nella sicurezza e nella fiducia. Supera le sfide iniziali e mantieni la tua fiducia nel processo.

Concentra la tua attenzione sull'essere già o avere già quello che vuoi. Il desiderio è già stato realizzato, è qui. Abbi fede e fiducia che il risultato non solo è alla tua portata, ma è già dentro di te. Fidati, tutto arriva; sii paziente. Puoi dire: "E' fatto, è fatto".

Il distacco dal risultato (Trascendi la tua richiesta)

Quando lanciamo una richiesta o un sogno sull'universo, dobbiamo anche essere in grado, come parte del processo, di trascendere la nostra stessa richiesta. **Trascenderla significa distaccarsi dall'aspettativa di un risultato concreto**. Mentre immaginando il nostro sogno, avvolgendolo con gratitudine e fiducia, lo facciamo in modo concreto e specifico, alla fine della formula, dovremmo essere in grado di lasciarlo andare per l'universo, di arrenderci alla volontà di un'energia superiore perché, così, come universo amorevole, ci presenterà ciò che è perfetto e armonioso per il nostro bene più grande e per quello del mondo.

Quando rinunciamo al risultato trascendendo la nostra richiesta, è quando permettiamo veramente che il nostro sogno si realizzi. E se non si realizza, capiremo che il risultato potrebbe ancora prendere forma e che ci vorrà più tempo. A volte i miracoli accadono solo quando siamo pronti a riceverli: né prima né dopo, per quanto lo desideriamo. Altre volte, senza essere coscienti, il fatto che un risultato desiderato non sia concesso ci porta ad essere vitalmente portati ad altre cose o a svolgere altri ruoli per essere finalmente in grado di soddisfare i desideri latenti nel nostro essere. Confida sempre che l'universo veglia sul tuo bene.

Quando nella mia esperienza professionale, dopo aver lasciato la scuola, non mi riusciva bene nessuna delle diverse attività che provavo, continuavo a chiedermi ripetutamente quale parte del processo di manifestazione stavo sbagliando. E, anche se posso dire che forse dovevo continuare a lavorare sulla coerenza delle mie "richieste" con l'essenza del mio stesso essere (cioè, dovevo lavorare sulle mie convinzioni riguardo a me stessa, la fiducia in me stessa e il mio valore come persona) era anche una questione di distacco dal risultato. Ora sono convinta che dovevo passare per un periodo di apprendimento, poiché la mia nuova e vera dedizione avrebbe avuto poco a che fare con ciò che avevo fatto fino ad un anno e mezzo prima; non avrei mai potuto chiederlo, perché non potevo nemmeno immaginarlo. Non conoscevo affatto questo mondo, tuttavia l'universo mi ha guidato progressivamente fino a qui, attraverso ciò che pensavo fossero piccoli "fallimenti" nel mio percorso; i miei "desideri non realizzati" erano necessari per soddisfare alcuni desideri più profondi di cui non ero nemmeno a conoscenza in quel momento. Quando ho iniziato a essere pronto ad assumere le cose, è quando hanno iniziato a comparire... né prima né dopo. Rivelante, energico e straordinario è l'intero processo. Pertanto, chiedi, chiedi, ma <u>distaccati,</u> perché, nonostante la specificità del tuo desiderio, **riceverai il risultato nel modo che più adeguato per te**. Se sei fortunato, arriverà come hai chiesto, ma se sei veramente fortunato, prenderà una forma che ti sorprenderà.

Pensa al motivo per cui di solito la maggior parte delle persone non vince la lotteria... È davvero così che vogliamo che le nostre vite cambino? Che cosa implicherebbe per il nostro benessere? Scopriremmo il nostro scopo e ci sentiremmo bene come se si trattasse di una bacchetta magica? Forse non siamo pronti a gestire una quantità di denaro tanto grande. Una volta ho sentito che il successo professionale raggiunge le persone che sono pronte per questo. Immagina, all'improvviso, di gestire una squadra di cento o cinquecento persone, potresti farlo partendo dal nulla?

Alcuni mesi fa siamo andati al cinema con i miei figli a vedere "Gru 3, Cattivissimo me". Sono rimasta piacevolmente sorpresa, non solo per il suo umorismo, ma perché nel suo profondo contenuto potevo persino apprezzare un tenero esempio di distacco dal risultato. Agnes, la figlia più piccola di Gru, desiderava con tutto il cuore avere un unicorno. Ci ha messo tutte le sue emozioni, nel suo desiderio, ed era convinta che un giorno l'avrebbe voluto. E finemente è arrivato... ma prendendo un'altra forma (non voglio rovinarvi il film, nel caso non l'abbiate ancora visto). Mi è piaciuta molto quella parte del film. La naturalezza con cui Agnes ha accettato il risultato della sua richiesta è stata commovente. Quanto a volte è difficile per noi accettare che i nostri sogni possano materializzarsi in modo diverso e quanto sia bello essere in grado di distaccarci dal risultato (di arrenderci al processo) nello stesso momento della richiesta!

Un modo efficace per distaccarsi dal risultato è trasformarlo a una richiesta aperta, aggiungendo alla fine del processo: "il risultato mi viene nel modo più armonioso e perfetto per me e per il mondo; per il mio maggior bene e quello di tutti."

"Tieni la mente aperta a tutto e attaccata a nulla"
WAYNE DYER

Quindi, a questo punto, ricorda l'ordine del processo di creazione attivo:

-Sii (quello che sei veramente: è il pilota automatico della tua creazione e quello con cui devi essere coerente con chiedere e creare attivamente)

-Immagina/senti; ringrazia; abbi fiducia; distaccati (creare attivamente)

-<u>Fai</u> (così puoi manifestare)

Fare è continuare a muoversi, mettersi in moto, agire per facilitare che qualcosa ci arrivi. Fa parte del processo di creazione e forse dovrebbe essere incluso nella formula che ti ho proposto anche se non esattamente all'interno della richiesta/preghiera stessa. Quindi, la **formula per la creazione attiva** potrebbe essere sintetizzata in questo modo semplificato e ora con l'inclusione di quest'ultimo ingrediente, quello della nostra azione.

(immagina x senti)
+ ringrazia
+ abbi fiducia
+ trascendi la tua richiesta
+ FAI

Fare, oltre la formula della creazione attiva, è parte del nostro modo di vivere la vita e così, darò al FARE una categoria diversa: lo analizzeremo separatamente.

Mantieniti in movimento (Fai)

Data la nostra libertà e il nostro potere di creazione, siamo condannati a prendere decisioni costantemente. Con ogni movimento che facciamo o qualsiasi inerzia che scegliamo, stiamo decidendo. Non prendere una decisione per rimanere gli stessi è comunque una decisione, anche se a volte non lo vediamo in questo modo. Se rimani lo stesso, cosa starai facendo in un anno, in due o in dieci?! Sempre stiamo decidendo e le nostre decisioni si concretizzano, in molte occasioni, in movimenti.

Quando abbiamo un sogno, un'intenzione o un obiettivo, sembra che eseguire i movimenti che sono coerenti con quell'ideale abbia senso, giusto? Agire rafforza con le tue parole e azioni tutta la formula per raggiungere il tuo desiderio.

Se sai consapevolmente cosa vorresti fare nella tua vita e dove vorresti arrivare. Vai avanti. Applica la formula e, a questo punto, inizia ad agire salendo piccoli gradini di quella particolare scala per raggiungerla. Creiamo anche recitando: aiutiamo le cose a succedere. Un proverbio africano dice: "Quando preghi, muovi i piedi" o come diremmo nella nostra cultura: "Aiutati che il Ciel t'aiuta".

Immaginiamo il nostro grande obiettivo, lo avvolgiamo nell'emozione, manifestiamo gratitudine e e ci distacchiamo dal risultato... ma, come decidiamo quindi quale azione intraprendere per avvicinarci al nostro sogno? La chiave è cercare, da un lato, **la coerenza delle nostre azioni con il nostro essere** e il nostro sogno e, dall'altro, non ossessionarci per vedere tutta la montagna che dobbiamo scalare: si tratta di **essere coscienti che probabilmente è necessario un percorso e che bisogna concentrarsi sulla scalata un solo passo alla volta**. La realtà è che la scala la scopriremo passo dopo passo, durante la salita.

"Viandante, il sentiero non c'è
Il sentiero si fa camminando"
ANTONIO MACHADO

Non molto tempo fa ho letto della filosofia Kaizen (di origine giapponese) e dei suoi vantaggi nel produrre miglioramenti in noi stessi. Apparentemente questa filosofia è stata adottata con ottimi risultati in alcune aziende per migliorare la produttività aziendale e viene applicata anche nel campo della pedagogia. La filosofia Kaizen contiene l'idea che ogni giorno è l'occasione per fare un piccolo miglioramento e piccoli e continui miglioramenti sono più efficaci di un unico grande cambiamento. Fondamentalmente punta su un miglioramento continuo e graduale ai fini di una vera trasformazione.

Personalmente vedo la filosofia Kaizen di indiscutibile buon senso. Penso che si colleghi anche con l'idea molto diffusa di adottare abitudini salutari ed efficaci nelle nostre vite. E che si collega con il nostro concetto di mantenersi in movimento e della scala di cui abbiamo parlato poco fa, di cercare di andare passo a passo, sempre in movimento, senza paura, senza sentirsi intimidito da quanto irraggiungibile potrebbe sembrare l'obiettivo alla fine della nostra scala. L'impatto dei piccoli movimenti effettuati regolarmente e sistematicamente sarebbe molto più grande di quanto possiamo immaginare in linea di principio.

Quindi a questo punto, **voglio invitarvi a scomporre il vostro sogno in obiettivi più piccoli che si servono da piccole pietre miliari su cui misurare i vostri progressi.** Iniziate con ciò che si può fare a breve termine (i passi più piccoli) e gradualmente, con perseveranza, costruisci o scopri il percorso. Se non pensassi che il tuo grande sogno sia impossibile o irraggiungibile, quale sarebbe la tua prossima mossa per avvicinarti ad esso? Con questo in mente, continua ad andare. È una buona cosa stabilire piccoli obiettivi giornalieri e concentrarsi sulla loro realizzazione. Ogni piccola pietra miliare che è stata superata è un risultato raggiunto. Assicurati di celebrare ognuno di essi e continua a muoverti.

"Chi sposta montagne
ha iniziato spostando sassolini" CONFUCIO

La perseveranza e la pazienza

La perseveranza è uno degli ingredienti più famosi in ogni ricetta per il successo. Perseverare significa continuare a insistere sul nostro tentativo di ottenere qualcosa. Se quel sogno o quell'obiettivo immaginato è veramente percepito come ottenuto già ora, avendo fiducia nel processo, il senso di perseveranza è inteso come parte di quel processo in cui bisogna essere pazienti a ricevere. La pazienza è, quindi, la capacità di rimanere calmi e fiduciosi nell'aspettativa di qualcosa. Normalmente, la perseveranza contiene l'idea del movimento mentre la pazienza quella della calma mentale: la combinazione di entrambi si tradurrebbe nel **mantenersi il movimento con calma, con fiducia nel**

processo.

C'è una metafora sulla perseveranza e la pazienza che ho ascoltato qualche mese fa e che mi sembra molto istruttiva: è la metafora del bambù. Sappiamo che qualsiasi pianta, come i nostri progetti, ha bisogno di un buon seme e di un po' di cure per poter crescere (luce e acqua, per esempio). Il bambù giapponese non è diverso in questo aspetto, ma è diverso nel fatto che, nonostante le cure adeguate, dal suo seme non cresce nulla durante i primi 7 anni. Trascorso questo tempo senza che gli vengano a mancare le cure quotidiane, in 6 settimane il bambù cresce improvvisamente di oltre 30 metri, con grande stupore di tutti. Il bambù non cresceva esteriormente durante quei primi 7 anni e chi fosse impaziente e non perseverante avrebbe interrotto il processo a un certo punto a causa della mancanza di risultati. La realtà è che il bambù stava creando nella sua apparente inattività solide radici per sostenere la grandezza che un giorno avrebbe realizzato in modo tanto rapido. A volte, i nostri sogni e i nostri progetti sono come piante di bambù che mettono radici; sembrano prendere troppo tempo o non dare frutti e ci sentiamo frustrati. Dobbiamo ricordare che in molte di queste occasioni stiamo operando una crescita interiore (le nostre radici) o un apprendimento che sarà necessario per sostenere il nostro sogno e che, quindi, dobbiamo continuare ad innaffiare con perseveranza e dedizione.

La legge del minimo sforzo

Ma i nostri sogni arrivano sempre così, attraverso la perseveranza e la pazienza? Un minimo di perseveranza e pazienza è sempre necessario, perché alla fin fine, dobbiamo continuare a muoverci... nell'apprendimento, nell'evoluzione... Tuttavia, c'è un'altra grande verità nei processi della vita, ed è ciò che Deepak Chopra chiama **la legge del minimo sforzo**: tu non combatti per essere qualcosa, ma semplicemente sei ciò che naturalmente sei venuto ad essere. Il seme della rosa non lotta per diventare rosa, ma si sviluppa semplicemente così, con grazia, senza sforzo.

A volte capita che le cose accadano rapidamente, facilmente e senza complicazioni per noi. In quei casi sentiamo che questo evento o quella cosa in realtà era semplicemente per noi, dal momento che l'universo, con la sua legge del minimo sforzo, ce lo sta facendo arrivare facilmente, armoniosamente. Quindi, quando non vediamo risultati in qualcosa o qualcosa che ci si aspetta tarda ad arrivare, di solito pensiamo che l'universo non ci vuole in quella direzione.

All'atto pratico, sembra che il concetto di continuare a muoversi con perseveranza e pazienza contraddica la legge naturale del minimo sforzo. Credo, tuttavia, che siano perfettamente compatibili. In realtà anche il bambù non combatte per essere chi è, è solo che per prima cosa esegue un grande processo di sviluppo interno, per poi manifestarsi esternamente. I nostri progetti o i nostri sogni non dovrebbero sforzarsi di essere qualcosa. Il concetto di lotta è opposto all'amore dell'universo. I nostri obiettivi e i nostri sogni dovrebbero essere quello che sono venuti a essere, anche se può succedere che abbiano bisogno di più tempo (come il bambù) per il loro sviluppo interno e, quindi, dobbiamo essere persistenti, costanti e pazienti: dobbiamo continuare ad "annaffiare" senza trascurare il nostro seme.

Quindi, a questo punto, capisco che puoi provare una difficoltà nel distinguere quando il tuo sogno o il tuo obiettivo "è quello che è venuto ad essere naturalmente" e quando no, in modo che tu possa sapere quando ha senso perseverare in esso o lasciarlo andare/cambiare/reindirizzare le cose in modo diverso. La più grande verità su questo è che non ci sono formule esatte e che la migliore risposta è sempre all'interno di ognuno di noi. Come guida, vorrei sottolineare tre aspetti che potresti prendere in considerazione per valutare e decidere se perseverare in un'idea o meno.

-**Il tuo sogno o il tuo scopo**: ciò in cui stai perseverando è allineato con un grande sogno o con il tuo scopo? Ti è chiaro lo scopo?

- **Il tuo bene più grande o il tuo benessere**: in che modo perseverare influisce sul tuo benessere generale? Anche se ti sta prendendo più tempo, ti fa apprezzare il percorso, con entusiasmo o ti provoca ansia? Il benessere durante il percorso è una delle migliori indicazioni che qualcosa è essere ciò che viene ad essere.

- **la tua intuizione**: cosa dice veramente il tuo io superiore su questo argomento- senza troppa logica? Ne vale la pena o no?

Siamo costantemente condannati a prendere decisioni, nelle nostre vite. Tuttavia, il processo decisionale di per sé onora e manifesta la nostra libertà e il nostro più grande potere creativo. Perseverare o lasciar andare? Solo tu sai e solo tu decidi.

Sul successo e fallimento durante il cammino

Si parla molto in questi tempi di successi e

insuccessi... I successi diventeranno i nostri obiettivi o i sogni adempiuti, e i nostri fallimenti quelli che non sono stati soddisfatti. Ma... che non sono ancora stati soddisfatti, che si erano realizzati diversamente o che erano qualcosa di totalmente opposto a quello che volevamo? La realtà è che ci sono molte sfumature, parlando di fallimenti, e che nella maggior parte dei casi, o forse anche in tutti, sono semplicemente passi di apprendimento di quella particolare scala al successo.

Pertanto, dobbiamo imparare a togliere importanza al concetto di fallimento e persino vedere quelle difficoltà o ostacoli come opportunità: sarebbe cioè trasformare i problemi in occasioni per la nostra crescita.

C'è una parabola molto pittoresca che vorrei condividere con voi a questo punto: è la parabola del mulo e del pozzo. Si dice che un contadino avesse nella sua fattoria un vecchio mulo. Un giorno un vicino corse a dirgli che il suo mulo era caduto in un pozzo alla periferia della città. Il contadino andò con il vicino per valutare la situazione e quando arrivò, sebbene fosse molto dispiaciuto, pensò che non ci sarebbe stato modo di salvare l'animale. Considerò in quel momento che era meglio sacrificarlo lì, seppellendolo con la terra direttamente nel pozzo. Il contadino e il vicino iniziarono così il loro lavoro di sepoltura, gettando terra a palate nel pozzo. Ma la terra, che sembrava condannare a morte il mulo (il suo peggior problema), era il suo grande alleato. Ad ogni colpo di terra gettato nel pozzo, il mulo, senza paura, si scuoteva e ci saliva su... continuarono a gettare terra e il mulo continuò a scuotersi e a salirci sopra, così che salì gradini invisibili, fino a quando finalmente un saltò fuori senza sforzo di quel profondo pozzo. A volte ciò che consideriamo il nostro peggiore problema in realtà risulta la nostra più grande benedizione.

La realtà è che in un universo amorevole, tutto è sempre per il meglio, quindi se pensi di avere fallito in qualcosa, ripensaci. Dai un valore alla verità più grande rispetto a questo fallimento (cosa sto imparando?) e vai avanti: tutto cambia continuamente, così, dopo la tempesta, arriverà la calma. **In realtà, l'unico vero fallimento sarebbe non tentare di goderci il percorso essendo noi stessi.**

E se ancora non sai ciò che vuoi?

Ma cosa succede se non sai ancora quali sono i tuoi veri sogni o il tuo scopo? Siamo così abituati a concentrarci su ciò che NON vogliamo che a volte è molto difficile per noi sapere chi siamo e cosa vogliamo. Quindi, in questo processo di creazione attiva in cui dicevamo che continuiamo a muoverci coerentemente con il nostro sogno, sembra assurdo continuare a muoversi se non sappiamo cosa vogliamo creare: avanzare verso dove se non mi è chiara la mia direzione?

Se questo è il tuo caso, che non sai ancora chi sei, cosa vuoi o dove stai andando o, se hai qualche idea, ma non sai se è davvero quello che ti farà sentire completo, non ti preoccupare, <u>comunque continua a muoverti</u>: concentrati sul godimento del tuo viaggio e nel dare valore, nel contribuire al mondo.

Da un lato, **concentrati nel goderti il viaggio della tua vita.** Conosci te stesso e ama te stesso, espandi l'amore: resta nel benessere. Per questo, è necessario continuare a muoversi, è necessario agire: fallo. Deepak Chopra ha detto, per quanto riguarda la legge del karma o causa ed effetto, che il miglior indicatore che l'universo ci ha dato per il nostro processo decisionale è stato il nostro senso di benessere di fronte a una decisione. Quando sentiamo che qualcosa è buono per noi, che ci attrae o ci piace, in armonia con il resto, è perché è la strada giusta.

D'altra parte, **concentrati sul dare valore o contribuire al mondo in qualche modo**. Non importa se non sei sicuro che questa sia la tua missione di vita... a volte abbiamo missioni diverse nel corso del nostro processo di vita o eseguiamo insegnamenti precedenti svolgendo determinati compiti, per poi essere in grado di seguire la nostra vera missione. Concentrati sul mettere tutto il tuo interesse e tutta la tua dedizione in quello che fai. Non ti ossessionare, tutto ti sarà presentato al momento giusto. La chiave è sentire che contribuisci al mondo in armonia e benessere con te stesso. Cosa ti fa sentire bene e, se possibile, cosa apporta qualcosa di speciale agli altri? Segui quel percorso. Il percorso su cui vale la pena mantenersi in movimento è quello che penso si colleghi al concetto di flusso. Fluire significa svolgere quelle attività che ti piacciono e che ti fanno perdere la cognizione del tempo... a volte, questo implica uscire dal percorso, ma come suggerisce Rumi, anche se pensi che a volte lasci il sentiero principale, compare sempre un nuovo sentiero attraverso il quale camminare. Le possibilità del labirinto della nostra stessa vita sono infinite.

"Quando inizi ad andare fuori strada,
la strada compare" RUMI

Tutto è movimento: l'energia stessa è movimento.

Niente è a riposo, tutto si muove, e questo include anche noi. Tutto sta andando verso un cambiamento, verso un'evoluzione, e noi facciamo parte di quello stato di movimento. Ecco perché, in qualche modo, la nostra missione è di continuare a camminare, di continuare ad andare avanti nella vita. Non ossessionarti sul "come". Non ossessionarti su come raggiungere il tuo obiettivo o su come scoprirai il tuo scopo o il tuo sogno. **Il "come" e anche il "cosa" non sono importanti... ti saranno presentati quando sarai pronto, purché continui a muoverti sotto due premesse precedenti**.

Questo insegnamento può essere applicato all'educazione dei nostri figli per trasmettere loro lo stimolo a continuare ad andare avanti, essendo se stessi, anche se non hanno la mappa completa dei loro sogni; l'idea è di lasciarsi guidare da ciò che trasmette felicità e gioia e porta valore al mondo, sebbene il paradigma sociale e culturale lo consideri un impossibile.

Mantra potenti

Abbiamo visto finora come creiamo passivamente e attivamente e l'importanza del nostro movimento durante tutto il processo di creazione. In tutti questi capitoli, mentre sviluppiamo i concetti di auto-conoscenza, auto-amore e chiavi spirituali, abbiamo imparato tecniche potenti come l'uso di affermazioni, visualizzazione e meditazione, tra le più importanti. A questo punto, tuttavia, voglio approfondire il concetto di uso delle affermazioni come tecnica che non è presente solo nella formula della creazione attiva o nella riprogrammazione del nostro subconscio, ma anche come potente strumento in sé per promuovere la nostra trasformazione, il nostro benessere e il nostro successo.

Le affermazioni o frasi ripetute nella nostra mente funzionano come potenti mantra che possono aiutarci a liberare situazioni dolorose, a lasciare andare le persone, a reindirizzare, ringraziare, invocare la divinità per guidarci, ecc. Tradizionalmente i mantra sono sillabe o frasi sacre che vengono ripetutamente recitate nell'induismo o nel buddismo, di solito in sanscrito, per connettersi con la divinità. Io mi riferisco al concetto di mantra intendendo le frasi che ripetiamo nella nostra mente ogni volta che possiamo e che hanno un effetto straordinario, sebbene non abbiano un particolare concetto religioso o non siano in una lingua specifica.

Uno dei più potenti mantra che ho trovato nel mio processo di trasformazione è la ripetizione delle **4 frasi magiche del Ho'oponopono: "Mi dispiace · Ti prego, perdonami · Grazie · Ti amo."** Ho'oponopono è una tecnica di origine hawaiana della risoluzione del conflitto attraverso l'accettazione totale della responsabilità per tutto ciò che viene nella nostra vita e la trasformazione in opportunità. Nel suo aspetto pratico, l'Ho'oponopono propone la ripetizione di queste parole per purificarci e purificare ciò con cui ci relazioniamo. Le sue parole sono molto sintetiche, dal momento che la responsabilità, il perdono, gratitudine e amore necessario nel nostro sviluppo spirituale sono presenti.

Nel mio particolare processo, ho trovato queste frasi tremendamente potenti per resettare la mia mente e purificare il mio ambiente. A volte, quando nella mia mente cominciano ad esserci rumori di pensieri complessi o limitanti (anche io sono umana), comincio semplicemente a ripetere queste parole a me stessa. Anche quando provo una certa insicurezza nei confronti di qualche nuova situazione che sto per affrontare o quando sono immerso in un ambiente tossico, ripeto ancora e ancora: "Mi dispiace · Per favore, perdonami. · Grazie. · Ti amo." Un vero e proprio mantra o, se vuoi, una lieve "preghiera" per portare armonia e che tutto vada bene.

Sono convinta che queste parole siano solo una combinazione possibile per esprimere le nostre buone intenzioni e il nostro amore incondizionato verso noi stessi e verso il mondo. Non importa l'esatta combinazione di parole. Potremmo scegliere: "Mi sento in armonia con me stesso e il mio ambiente" o "Tutto accade perfettamente e armoniosamente per me e per il mondo." **L'idea che c'è sotto** l'espressione ripetuta di una frase (mantra) **è di sintetizzare pensieri e emozioni ad alta vibrazione, così che siamo coinvolti in quella vibrazione positiva che colpisce noi e gli altri, per il nostro bene più grande.**

Se siamo consapevoli del fatto che dobbiamo lasciar andare una situazione dolorosa o perdonare qualcosa o qualcuno, il nostro mantra può diventare: "l'ho perdonato; l'ho lasciato andare". Nella nostra prima fase di amore per se stessi, puoi adottare:" Mi amo, mi accetto e mi approvo". In ogni punto del processo, accogli anche la gratitudine come un mantra: "Sono così grato oggi per avere..." e potrebbe essere qualcosa che hai già o qualcosa che vuoi creare nella tua vita.

Usa dei mantra personali nella tua vita. Tu meglio di chiunque altro sai cosa potresti aver bisogno di lasciar andare o cosa potresti voler ringraziare. Sai anche se qualsiasi situazione può causarti stress o preoccupazione e, quindi, prova ad avvolgerti in un mantra che ti porti fuori da quel vortice energetico. È uno strumento in più, provalo e vedi di persona l'effetto sulla tua vita.

3.II. Senti il successo

Senti il successo... SEI ALLINEATO CON L'UNIVERSO. Dopo aver percorso queste tappe, inizierai a sperimentare meravigliosi risultati nella tua vita... Cosa significa essere allineati o sentire il successo? Significa sentirsi soddisfatti durante il percorso della propria vita e, per questo, abbiamo bisogno di **essere chi vogliamo essere, sentirci bene e apportare valore al mondo**.

Ci hanno fatto credere che il successo si riassume in risultati materiali: posizioni aziendali importanti e abbondanza economica ostentata... La realtà è che non c'è sempre corrispondenza tra felicità/benessere ed abbondanza economica/materiale. Ci sono persone che si sentono molto infelici nelle loro vite nonostante abbiano molti beni materiali e persone che, con pochissimo, sono le più felici. "Il denaro non dà la felicità, ma aiuta molto" dice il detto popolare... È vero che avere sicurezza economica ci fa allontanare dalla paura e, quindi, può aiutarci ad entrare in una vibrazione d'amore; ma la chiave è che l'abbondanza economica può essere parte del successo di una persona perché, da un lato, riflette ciò che questa persona è e, dall'altro, perché con più risorse, possiamo anche sentirci ancora più soddisfatti dall'essere in grado di dare di più, offrire di più e ispirare di più il mondo: possiamo avere un impatto maggiore sulla vita di tutti nel mondo. L'abbondanza economica <u>completa</u> solamente l'emozione principale che già sentiamo dentro di noi; non genera un'emozione di amore da sola, a meno che non ce l'abbiamo già in noi stessi. **Il vero successo arriva prima internamente e poi può avere una manifestazione esterna.**

Quindi, a questo punto, tieni presente che il successo, il tuo successo, non è misurato da fattori esterni (stipendio, posizione, denaro o proprietà) o dall'opinione che altri possano avere su ciò che hai raggiunto. Il successo, il tuo successo, i tuoi meravigliosi risultati, li misuri in base a come ti senti: sai chi sei? Ti accetti, ti approvi e ti ami? Ti senti bene? Stai facendo con la tua vita quello che vuoi veramente? Stai facendo un servizio o un lavoro a beneficio degli altri, per il mondo? Tu sei l'unico che ha le risposte, l'unico che può determinare la tua scala di successo e l'unico a cui devi dare spiegazioni. Non lasciarti contaminare dagli apprezzamenti o dalle opinioni altrui. SII TE STESSO.

Essere allineati con l'universo significa smettere di vivere per inerzia: implica smettere di dormire, per svegliarci nel nostro vero percorso, un percorso che ci porta necessariamente soddisfazione e realizzazione. Iniziamo ad essere veramente noi stessi, ci sentiamo benedetti dalla nostra vita, ci amiamo, ci sentiamo in pace con noi stessi e tutto questo comincia a riflettersi nella nostra realtà esterna e materiale. Ci allineiamo non solo con il nostro piano originale, ma anche con le leggi che governano l'universo.

Chiarezza, intuizione e sincronicità

Mentre andiamo avanti nel viaggio della nostra stessa trasformazione, iniziamo a sperimentare il successo o altri meravigliosi risultati... L'universo ci assiste durante tutto il processo perché, come abbiamo visto, controlla il nostro bene supremo. Per questa ragione, ci sono tre segnali inequivocabili che manifestiamo in modo tale che siamo consapevoli di essere sulla strada giusta, sulla via del nostro successo: chiarezza, intuizione e sincronicità.

La chiarezza

Durante il processo di auto-conoscenza, il nostro compito era scoprire o, piuttosto, ricordare chi eravamo e per cosa eravamo su questo piano. Mentre ci evolviamo e ci trasformiamo, la conoscenza di ciò che siamo si rivela, viene a galla, e sviluppiamo **certezza su ciò che veramente siamo, cosa abbiamo fatto e ciò che creiamo nella nostra vita**. La chiarezza è una componente fondamentale del nostro successo. Per coloro che sono coinvolti nelle prime fasi del processo di trasformazione, arrivare ad avere chiarezza può sembrare irrealistico, ma in realtà alla fine ci si arriva: quando cominciamo a essere allineati con l'universo.

I principi universali funzionano restituendoci quello che siamo e quello a cui rivolgiamo la nostra attenzione e l'intenzione (in linea con il nostro essere), quindi il fatto di raggiungere la chiarezza è fondamentale perchè si manifestino i nostri desideri e sogni più reconditi, per ottenere cioè dei risultati meravigliosi.

Quando raggiungiamo la chiarezza, siamo soddisfatti e felici nel momento, godendoci il nostro lavoro attuale, ma con una visione di ciò che vogliamo creare nel nostro futuro.

La chiarezza può sembrare molto semplice, ma in realtà non è facile da sperimentare. La chiarezza è l'opposto del dubbio; la chiarezza si collega all'amore mentre il dubbio alla paura. Così, quando le nostre vibrazioni si muovono nello spettro d'amore, sentiamo una fiducia sicurezza interiore che le decisioni che prendiamo nella nostra vita e le mosse che facciamo sono quelle giuste per noi. Possiamo "fare un errore", naturalmente, ma lo intenderemo come parte del processo di apprendimento e continueremo a perseverare nel nostro tentativo o cambieremo di conseguenza. E tutto con un indiscutibile senso di pace interiore e chiarezza.

Nella mia carriera professionale, dopo aver provato diverse attività, la chiarezza progressiva ha fatto la sua comparsa nella mia vita per affermare ciò che ero e ciò che volevo. Il processo fu quasi magico: la nebulosa che sembrava avvolgere tutta la mia mente e il mio essere si dissipò; i dubbi svanirono e la chiarezza su ciò che ero e ciò che volevo creare si manifestò in modo inequivocabile; la visione di ciò che volevo creare nella mia vita divenne chiara: volevo scrivere un libro per promuovere la crescita personale e spirituale di tutti e volevo che il messaggio raggiungesse il maggior numero possibile di persone. Intendevo scrivere da dove e chi ero: da me, dal mio particolare processo di trasformazione e, in spagnolo, dalla mia lingua madre. Fino ad allora, oscillavo tra diversi progetti: avevo lanciato e poi lasciato in sospeso una rivista locale per famiglie in inglese e spagnolo; avevo messo in vendita prodotti creati da me su Amazon e avevo persino aperto un negozio online focalizzato sul mercato americano. Avevo anche aperto un sito web per promuovere corsi di marketing di affiliazione... Quando finalmente ho ottenuto la chiarezza ho fermato tutto questo, mi sono messa in pace e mi sono concentrata su ciò che ora stai ricevendo e questo è il mio più grande progetto: il mio libro. Per la prima volta durante tutto il mio processo, ero certa che questo era ciò che volevo fare: sentivo che era la mia strada. Mi sentivo libera di non dover fingere nient'altro o mettere maschere riguardo a cose che non mi corrispondevano... Sentivo che potevo essere me stessa e sentivo che (ed è la cosa più importante) **sapevo** chi ero.

Pertanto, non dubitare che la chiarezza si manifesterà ad un certo punto nel tuo percorso. Quando succederà, sii consapevole che potrai abbandonare tutte le tue precedenti paure, scuse e resistenze e che l'abbondanza prevarrà sulle carenze della tua vita. Sarai sulla buona strada, almeno, sulla strada giusta per quel momento evolutivo della tua vita.

Ma, se ti stai chiedendo come si manifesterà questa chiarezza, posso dirti che attraverso quel sesto senso a cui si parla a volte: attraverso la nostra intuizione.

L'intuizione

L'intuizione è la voce della tua anima, la guida del tuo essere superiore e l'espressione della mente universale a cui siamo tutti collegati. Talvolta viene chiamato il nostro sesto senso perché vi si accede trascendendo i nostri cinque sensi fisici. Può manifestarsi come una voce tranquilla, calma e saggia, senza paura, o come vibrazione nel nostro essere che ci fa conoscere cose che il nostro pensiero razionale non potrebbe comprendere. Non ti è mai successo che, a volte, arrivando a una riunione di persone hai sentito se c'era una tensione latente tra loro, come se avessero litigato? La nostra intuizione ha una conoscenza privilegiata su di noi e su ciò che ci circonda.

"Hai una voce che non usa parole... ascoltala" RUMI

L'intuizione è una voce interiore che tutti noi abbiamo e che manifesta la guida che l'universo è costantemente disposto ad offrirci. Trasmette una conoscenza naturale e istantanea delle cose, una conoscenza in cui il ragionamento non interviene. È davvero un dono sacro che ci connette con la nostra natura divina. Quindi, nel prendere decisioni, è conveniente essere in grado di ascoltare o sentire la nostra intuizione. La nostra conoscenza delle cose, attraverso i nostri sensi fisici o il nostro ragionamento intelligente, è limitata; la nostra intuizione, d'altra parte, ha una prospettiva molto più ampia.

"La mente intuitiva è un dono sacro e
la mente razionale è un servo fedele.
Abbiamo creato una società che onora il servo e
ha dimenticato il dono" EINSTEIN

Quando devi decidere se fare A o B, ti propongo il seguente esercizio per imparare ad ascoltare o sentire la tua intuizione. Vai in un posto tranquillo (può essere a casa o fuori). Assicurati di non essere interrotto per circa quindici minuti. Siediti comodamente sul pavimento e inizia a lavorare con la tua immaginazione nel modo seguente. Ricrea scenario A in un mese... in tre mesi... in un anno... in due. Immagina in dettaglio come sarebbe essere lì in quei lassi di tempo. Come ti senti? Sei felice? Quando hai fatto questa prima parte dell'esercizio per circa cinque minuti, torna al presente. Puoi sentire di nuovo la sensazione del processo decisionale, la biforcazione in cui ti trovi e ora focalizzarti sull'opzione B nello stesso modo in cui hai fatto con A: in un mese... in tre mesi... in un anno... in due. Ricrea tutto per bene, con dettaglio, e percepisci i tuoi sentimenti predominanti. Non giudicare razionalmente, lasciati avvolgere dalla sensazione. Prenditi anche altri cinque minuti. Di nuovo, torna ora al momento attuale, a quello della tua biforcazione. Quale dei due scenari ti ha fatto sentire veramente realizzato? Ascolta la tua voce interiore.

La realtà è che il nostro potenziale è maggiore delle nostre circostanze. Tuttavia, tendiamo a rimanere nella ristrettezza del ragionamento logico, che giustifica un buon senso che è estremamente prudente e limitante e che ci tiene al sicuro nella nostra zona di comfort. Non ti sto invitando a correre dei rischi folli o a non applicare il buon senso nei soliti compiti della vita, piuttosto ti sto invitando a trascendere quel senso comune per la tua crescita, dal momento che può solo portare a risultati comuni; se intendiamo vivere la vita straordinaria che siamo venuti a vivere, dobbiamo essere in grado di ascoltare e applicare il significato della nostra intuizione. Insisto sul fatto che non si tratta di essere spericolati, ma di credere nel nostro potenziale per creare circostanze straordinarie. Per fare ciò, **percepiamo la chiarezza del messaggio delle nostre intuizioni e ci muoviamo, anche**

se non abbiamo chiaro "come"... il "come" lo scopriremo o configureremo progressivamente.

Seguire la nostra voce interiore fa bene a decisioni grandi e piccole... non limitare il tuo potenziale. Abituati a percepire la sua voce.

Più desideriamo ascoltarla, meglio potremo ricevere i suoi messaggi sottili e la sua guida. L'intuizione funziona come un muscolo che puoi allenare per sviluppare ed espandere l'ampiezza della sua voce. Seguendola, realizziamo sempre più il nostro originale accordo con la divinità per incarnarci sulla Terra... realizziamo sempre più la volontà dell'universo. Ma allora questo significa rinunciare al nostro libero arbitrio? In effetti, sebbene sembri un paradosso, la nostra perfetta espressione di libertà viene data ascoltando la nostra intuizione e connettendoci con la nostra essenza, poiché questa libertà si manifesta sempre in assoluta armonia con tutto e tutti, così che l'universo orchestrato funzioni perfettamente.

Ma come ascolto e metto in pratica la mia intuizione?

La tua intuizione ti chiede costantemente di ascoltarla e tutti noi abbiamo il dono e la naturale capacità di farlo. Il problema è che molti tendono ad ignorarla perché pensano... "Da dove mi è venuta questa idea o questo pensiero?" Le nostre intuizioni non sono pensieri derivati da ciò che i nostri sensi percepiscono o da un ragionamento, ma piuttosto sono idee che si schiudono dentro di noi. Pertanto, è vero che per le persone che si basano prevalentemente sul loro ragionamento, l'emergere di un'idea che nasca dalla loro intuizione sarà messo in discussione e alla fine potrebbero respingere questa idea dalle loro vite.

Capire che l'intuizione è un **meccanismo naturale e intrinseco** della nostra natura è il primo passo per essere in grado di iniziare ad "ascoltare la tua voce". Comprendere, inoltre, **la grandezza e la perfezione delle informazioni che ci offre** è il secondo aspetto per essere in grado di "ascoltarlo". Infine, **essere disposti a dare opportunità** a quella voce seguendo ciò che puoi suggerire è il terzo aspetto fondamentale.

A questo punto, per imparare ad ascoltare consapevolmente la voce o la sensazione della tua intuizione, convinciti che quella voce ti parla, e lo fa in un modo morbido e calmo e vuole il tuo bene supremo. Non appena percepisci la prossima volta che è "lei", dai un'opportunità al messaggio che ricevi. Seguilo e guarda quali risultati ti aiuta a creare nella tua vita. Man mano che segui la tua guida, sarai in grado di ascoltarla sempre di più e diventerà parte della tua vita quotidiana.

Come ho detto prima per quanto riguarda la chiarezza, nelle mie iniziative imprenditoriali, finalmente ho fatto chiarezza su ciò che volevo fare: avevo raggiunto la chiarezza su ciò a cui volevo dedicarmi. Questa chiarezza arriva attraverso la nostra intuizione, anche se in un secondo momento potremmo anche supportarla con il nostro ragionamento intellettuale. In un momento precedente della mia vita, la mia intuizione mi ha anche guidato a lasciare il mio lavoro e, sebbene fosse una decisione obiettivamente temeraria all'epoca, in qualche modo ho sentito che non potevo più ignorare la voce e i segnali dell'universo che il mio bene non era più lì. Sono convinta che la voce dolce della nostra intuizione prenda più forza quando vuole esprimere i messaggi che abbiamo veramente bisogno di ricevere quando, per qualsiasi circostanza, insistiamo nell'ignorarla. Nel mio caso, a scuola, sentivo che la mia intuizione (o le mie guide spirituali, che alla fine si manifestavano attraverso la stessa cosa) mi dicevano che c'era qualcosa di più grande per me fuori da lì. La paura mi ha limitato e l'ha fatto per molto tempo, finché non ho osato dare l'opportunità ai messaggi della mia intuizione.

Oltre ad ascoltare la tua voce interiore nella nostra vita in modo spontaneo, **possiamo anche incoraggiarla ed esercitare la sua espressione**. Come lo facciamo? **Lo facciamo con la meditazione**. Meditiamo per connetterci e dirigerci verso il nostro io superiore, verso la mente universale, verso l'universo, verso Dio o verso la divinità. Possiamo chiedere guida e ispirazione su alcuni aspetti di cui abbiamo bisogno. Possiamo farlo concentrandoci prima sulla nostra respirazione, e quindi concentrarci su quella richiesta o quella decisione che vogliamo esprimere. Le frasi che possiamo ripetere durante la meditazione per ricevere le risposte sono varie... "Cosa ho necessità di sapere oggi?" Oppure "Mostrami se la mia opzione 'x' è quella giusta", per esempio. La comunicazione non è necessariamente unidirezionale (da noi al nostro io superiore), come ci hanno tradizionalmente trasmesso attraverso il significato della preghiera. In tutte le comunicazioni, possiamo anche aspettarci che l'altro lato del sistema ci sia una risposta. Quindi, sia nel momento della meditazione, sia in momenti successivi, possiamo aspettarci di ricevere messaggi dall'universo; a volte saranno messaggi sottili che germoglieranno nel nostro essere, ispirazioni per creare qualcosa nelle nostre vite o segnali nel nostro ambiente. Resta sintonizzato per ricevere le risposte.

La meditazione ci aiuta a propiziare o esercitare la nostra intuizione, sia in un modo specifico su un particolare problema, o in un modo generico per essere in grado di connettersi con il nostro sé superiore. Questo è il momento in cui dobbiamo essere aperti per dare una possibilità ai messaggi.

Ma la meditazione non è l'unica chiave per sviluppare ed espandere la nostra intuizione. La realtà è che, come abbiamo visto finora, essere in grado di riconoscere, ascoltare e seguire la nostra intuizione è uno dei segni inequivocabili che la nostra crescita personale e spirituale sta avendo luogo, cioè che siamo in grado di sentire il successo , dopo aver attraversato le tappe precedenti dell'autoconoscenza, dell'amore per se stessi e quindi del benessere... Quindi, per ricevere l'accurata guida della nostra intuizione, lavora su tutto ciò che abbiamo visto fino a questo momento e, in questo stadio, **rimani aperto e pronto ad ascoltare e chiedere assistenza chiara al tuo intuito.**

L'assistenza dell'universo per guidarci nel nostro cammino assume la forma di messaggi che riceviamo attraverso la nostra intuizione, ma anche di eventi che accadono intorno a noi... quelli che molto spesso chiamiamo "i segnali" dell'universo perchè facciamo l'una o l'altra cosa. È vero che anche con questi elementi apparentemente esterni che ci circondano, dobbiamo usare la nostra intuizione per la loro interpretazione, altrimenti non avranno alcun significato per noi.

Le sincronizzazioni

I segni dell'universo si manifestano nella nostra vita così che, attraverso la nostra intuizione, percepiamo dove è meglio andare o dove no. Ricordo sempre con mio marito una pietra miliare nelle nostre vite in cui abbiamo ignorato tremendamente i segni dell'universo...

Quando ci siamo imbarcati nell'idea del nostro primo appartamento di famiglia, ne abbiamo visti diversi e ne abbiamo deciso uno in particolare a Estepona, che soddisfaceva oggettivamente molte delle caratteristiche che stavamo cercando: spazioso, con tre stanze, nella zona che ci piaceva... Sembrava la casa "Perfetta", ma qualcosa dentro di me mi diceva costantemente che non era l'appartamento giusto. L'ho avvertito diverse volte e l'ho persino spiegato a Juan Andrés, mio marito, ma siamo andati avanti perché sembrava che questo non avesse giustificazioni razionali... Quindi, l'universo ci ha inviato più segnali perchè non lo comprassimo. Ne ricordo almeno due chiaramente. Ci hanno detto che il parcheggio associato era uno (ce l'hanno mostrato e ci eravamo fatti l'idea che fosse quello) e, più tardi nel processo d'acquisto, è venuto alla luce che avevano commesso un errore e che ci avevano mostrato un parcheggio molto più grande: quello giusto era più piccolo. In quel momento abbiamo avuto l'opportunità di recuperare la nostra caparra dell'appartamento, ma non l'abbiamo fatto: abbiamo continuato con l'acquisto. Il secondo segnale è stato scoprire che l'installazione dell'aria condizionata non era stata completata e che, quindi, avremmo dovuto assumerne il costo, oltre al prezzo dell'appartamento... anche in questo caso, non abbiamo recuperato la caparra e siamo andati avanti...

Risultato: abbiamo comprato l'appartamento, abbiamo vissuto lì solo per tre anni e poi ci siamo trasferiti a San Pedro. Ora, proprio in queste settimane, stiamo finalmente negoziando con quella che è stata la nostra inquilina da quel momento la formalizzazione della vendita dell'alloggio. Ho sentito fin dall'inizio che l'acquisto di quella casa non era giusto: l'abbiamo pagata con un sovrapprezzo e, anche oggi con la vendita, ci abbiamo perso denaro. Abbiamo ignorato tutti gli avvertimenti che si sono manifestati! Ma... non è mai troppo tardi, e ora tutto è stato allineato a vantaggio di entrambe le parti: della nostra inquilina e nostra con il contratto di vendita. E va bene così. L'universo invia segnali per facilitare il nostro processo decisionale. Come abbiamo visto nel mio caso, in qualche modo, ci avverte che qualcosa potrebbe non essere l'opzione migliore per noi. Non bisogna tormentarsi però, se non abbiamo seguito in un dato momento ciò che avvertiamo come segni premonitori, perché se veramente questa non è la nostra strada, ci si presenteranno più segnali che ci faranno ripensare alle cose e ci reindirizzeranno

Ma, a questo punto, ti chiederai se le sincronicità sono quindi sinonimo di segnali dell'universo. **La sincronicità o la sincronia sono un particolare tipo di segnali dell'universo con cui siamo portati a fare qualcosa che soddisfi il nostro bene più alto: si tratta di un chiaro supporto che ci dà l'universo quando siamo allineati con il nostro piano superiore.** Sono anche quelle circostanze che sembrano meravigliose coincidenze nella nostra vita, in cui e cose più benefiche e armoniose si presentano semplicemente a noi con sorprendente facilità. Le sincronicità rappresentano, in molti casi, la prova più forte che siamo sulla strada giusta, che la nostra coscienza si è espansa e che la "legge del minimo sforzo" di cui parla Deepak Chopra fa scorrere tutto nella vostra vita.

Le sincronicità avvengono quando creiamo con il pilota automatico, passivamente, con l'essenza del nostro essere, arrendendoci alla volontà dell'universo, lasciando che le cose accadano. Quindi, paradossalmente, è quando la facilità e la semplicità cominciano ad apparire per soddisfare il nostro più alto desiderio e scopo, anche se non è stato nemmeno espresso.

Le sincronicità sono allora delle coincidenze? Le coincidenze, così come le comprendiamo nella nostra mente, non esistono realmente perché la loro esistenza implicherebbe che sono puro caso o fortuna, che mancano di un'intenzione di base per il miglior bene di tutti. Le coincidenze non esistono dal punto di vista dell'unicità della nostra esistenza in un piano superiore, poiché implicherebbe comprendere che tutto è separato da tutto; quelle che chiamiamo erroneamente coincidenze, o più correttamente le sincronicità, sono il meccanismo attraverso il quale ci vengono offerte circostanze perfette e straordinarie per il miglior bene di tutti come il tutt'uno che siamo. Così, quando "casualmente" conosciamo qualcuno che è collegato a qualcun altro che ci risolve una qualche questione nella nostra vita, dobbiamo prendere coscienza che si tratta della manifestazione della nostra natura collegata in unità con tutto e tutti e della perfetta organizzazione che veglia sempre per il nostro bene più alto: è una sincronicità.

In che modo, quindi, possiamo comprendere e sintetizzare il concetto di sincronicità? Possiamo riassumerlo come i segni dell'universo per indicare che siamo sulla strada giusta e che di solito contengono la componente della semplicità nel suo presentarsi e la positività o la straordinarietà di ciò che presenta. Quanto più siamo allineati con l'universo, tanta più sincronicità saremo in grado di riconoscere e sperimentare.

Alcune sincronicità manifestano un quadro, un'organizzazione e un dispiegamento eccezionale. Altri possono essere piccoli dettagli che ci incoraggiano a continuare sul nostro cammino, anche se non hanno un effetto così potente.

Tra i piccoli dettagli che ci incoraggiano a continuare sul nostro cammino, posso citare, nella mia esperienza personale, una bellissima coccinella nella mia casa. Penso che sarai d'accordo con me che trovare una coccinella nel parco o in campagna non è affatto facile; e che una coccinella entri in un appartamento in una città costiera è ancora meno comune, e che si posi sul bancone della mia cucina mentre io mi siedo sullo sgabello è ancora più insolito. Sincronicità di cosa? Bene, tutto ciò che arriva nella tua vita andrà interpretato, poiché non avrà un significato di per sé. Nel caso della coccinella, la mia intuizione mi dice che è stato un dono dell'universo per incoraggiarmi nelle mie decisioni. In un'altra occasione, e questo era in un parco, quando chiesi all'universo dei segnali su cosa fare della mia vita, osservai una minuscola rana che saliva e saltava sulla piccola collina d'erba su cui ero seduta... Lì compresi che stavo vivendo la necessaria trasformazione della mia vita e dovevo essere paziente e continuare a salire, come la rana... per arrivare a cosa? Alla nuova versione di me stessa, immagino. La ripetizione di numeri simmetrici guardando il tempo sull'orologio digitale è un'altra delle cose che mi accadono costantemente, specialmente ultimamente, e che sono associate, tra l'altro, a un aumento della nostra coscienza.

Ma, è vero, questi esempi di sincronicità che ho menzionato rispondono a quei piccoli dettagli che si possono interpretare per continuare ad avanzare lungo il loro cammino, ma che non hanno una trascendenza maggiore. D'altra parte, come ho detto prima, ce ne sono altri che sorprendono a causa del possibile background organizzativo che sembrano possedere.

Sai quando ho davvero iniziato a scrivere questo libro? L'ho iniziato a dicembre dell'anno scorso, con una struttura completamente diversa... ma sfortunatamente (almeno così mi sembrava allora), due mesi dopo, a febbraio, persi molto di quello che avevo scritto perché l'avevo registrato sul mio pendrive e quei "gremlin" che a volte sembrano vivere nei nostri computer, mi fecero un brutto tiro. Ho passato una settimana a cercare di recuperare le informazioni perse e alla fine ho rinunciato. Lavorativamente, mi sono dedicata ad altri compiti nei mesi successivi fino a quando, finalmente, dopo l'estate, ho sperimentato la vera chiarezza in ciò che volevo fare e ho deciso di riprendere, riorganizzare e pubblicare questo libro che state leggendo. Qual è la sincronicità qui? La sincronicità fu ciò che orchestrò un'attesa fortuita e forzata, ma necessaria, in modo che il testo finale servisse meglio allo scopo della sua creazione. L'attesa implicò che io riuscissi ad inserire bene i pezzi del mio stesso puzzle, al fine di sviluppare il messaggio per il mondo in modo semplice e coerente. La struttura e l'80% del contenuto finale non sono correlati a quello che ho iniziato mesi fa... Coincidenza? No, sincronicità.

Potrei parlareti, a questo punto, di qualche altra sincronicità che ho vissuto nella mia vita di recente... Come ho commentato in qualche altra occasione, quando ho lasciato il mio lavoro fisso a scuola, le mie iniziative commerciali non hanno avuto molto successo... il tempo era contro di me invece di produrre benefici, stavo generando delle spese e avevo lasciato i bambini nella scuola in cui lavoravo, il che significava un costo superiore alle nostre reali possibilità in quel momento. Pertanto, abbiamo deciso di riorganizzare il debito ipotecario del nostro primo appartamento (quello che di cui parlavo in alcuni paragrafi precedenti) per acquisire una nuova proprietà da affittare e con la quale avere un reddito aggiuntivo... da lì, sembra che l'universo sapesse che affittare appartamenti era un sistema che ci forniva stabilità economica mentre tornavo alla vita e al lavoro: ci si presentò quasi per magia l'opportunità di acquistare un nuovo appartamento ad un prezzo di vero affare, il tutto in 6 mesi.

Questa casa si presentò, infatti, un giorno in cui mio marito stava guardando una delle pagine delle vendite immobiliari, ma senza condurre una vera e propria ricerca, perché non avevamo soldi da investire. Questa era una costruzione della banca, con la possibilità di finanziamento 100%, ma con un sistema di asta a scatola chiusa, per cui a partire da un importo minimo stabilito dall'entità bancaria, ciascun interessato doveva fare la propria offerta sulla pagina opportuna ma senza poter vedere le offerte degli altri; era la prima volta che "giocavamo" all'asta (a quanto pare anche per la banca era la prima volta...). Dopo un mese ci hanno avvisato che la nostra offerta non è stata accettata. Avevamo offerto esattamente quanto eravamo veramente disposti a pagare nel caso di una ipotetica aggiudicazione; Non un euro di più, perché se no, sapevamo che la redditività sarebbe stata troppo bassa... un mese dopo, ta-dan! "Venite a formalizzare la proprietà della vostra casa. Il primo offerente non si è presentato entro il mese, così nella classifica alla cieca la offerta diventa ora quella vincente..." Proprio ora ci stiamo occupando di formalizzare questa acquisizione, ma... sincronicità? Sono convinta che lo sia.

Sicuramente l'universo ci ha voluto dare una grande mano e ci è servito da specchio del nostro essere in un modo che sapeva che potevamo gestire e non solo per il nostro bene più alto, ma anche il mondo che ci circonda. Perché? Perché non ci ha solo fornito abbondanza, ma ha anche aiutato gli altri, attraverso di noi, a trovare un affitto a lungo termine in buone condizioni ad un prezzo accessibile, che invece scarseggia in ogni zona prevalentemente orientata al turismo, come quella dove vivo con la mia famiglia.

Cosa voglio dirti con tutto questo? Voglio dirti che le sincronicità esistono e che inizieranno a manifestarsi nella tua vita man mano che diventerai più ricettivo e attento al mondo che ti circonda. Sperimenterai anche la chiarezza e riconoscerai la tua intuizione. Tutto fa parte del meccanismo di cui dispone l'universo per farti avere successo. Voglio anche dirvi che, come ho suggerito nei capitoli precedenti, voi sognate in grande e non preoccupatevi troppo del "come" (nel senso del modo), perché il "come" sarà progressivamente scoperto o presentato a voi quando necessario.

Nemmeno la tua lettura di questo libro, come

dicevo all'inizio, non è una semplice coincidenza... è una sincronicità che vuole il tuo bene più grande e che lo fa per **causalità**: la causa primaria per cui stai leggendo è te stesso nel tuo desiderio di migliorare e trasformarti. Le sincronicità rispondono, in realtà, al concetto di causalità (non casualità). Tutto accade a causa di qualcosa e le sincronicità, in particolare, accadono perché tu ti sei evoluto nell'amore incondizionato e l'universo risponde facilitando il tuo percorso, promuovendo il tuo successo.

Quindi, a questo punto, sembra che tutto si dispone per farci provare un vero benessere e avere successo. Abbiamo visto gli indizi di successo nelle nostre vite, ma abbiamo detto che, soprattutto, si trattava di sentirsi soddisfatti. La verità è che uno dei componenti cruciali per sentirsi realizzato è trovare un significato nella nostra esistenza. Sappiamo che veniamo sulla Terra in generale per sperimentare l'amore incondizionato che già siamo, ma è anche vero che, in un modo particolare, veniamo tutti a giocare una funzione o un ruolo specifico nel grande organismo universale. Qual è lo scopo della tua vita allora?

LO SCOPO DELLA TUA VITA

Il tuo scopo di vita può essere scoperto o "ricordato" solo da te, da nessun altro, perché solo in connessione con la tua stessa essenza può essere riconosciuto o rivelato. Tuttavia, voglio invitarti a relativizzare l'importanza di affermare in una frase qual è il tuo scopo di vita. Ci sono persone che conoscono la loro passione o il loro impegno in questa vita fin da quando erano piccoli, altre che lo scoprono progressivamente o cambiano i propri interessi e passioni, perché, in realtà, come con la maggior parte delle cose, non ci sono formule esatte.

A volte pensiamo di aver raggiunto il nostro "scopo", ma qualche anno dopo sviluppiamo interessi più grandi e vogliamo dedicarci a questi. Consenti a te stesso di essere flessibile con la tua vita, la tua dedizione e il tuo concetto. Tutto è relativo. Forse non veniamo con un solo scopo unico ed esclusivo, ma diversi scopi, che si sviluppano in momenti diversi del nostro viaggio. Forse a volte ci prepariamo apprendendo con diverse esperienze per poter poi intraprendere una delle nostre missioni vitali. Quindi, prima di tutto, non essere rigido con il concetto del tuo scopo di vita: durante il tuo percorso di trasformazione e auto-conoscenza magari senti chiaramente di sapere cosa vorresti fare della tua vita o magari senti che non sai ancora cosa sei venuto a fare: nulla di grave. Può anche darsi che, anche se ora lo sai, in seguito sentirai di volerti dedicare a qualcos'altro: nemmeno qui niente di grave.

La chiave del concetto del tuo scopo o dei tuoi scopi è di concentrarsi su ciò che ti fa sentire bene

mentre, in qualche modo, apporta valore al mondo. Niente di più. Questo è il semplice meccanismo che l'universo ci ha dato per sapere se soddisfiamo il nostro scopo particolare di quel momento: stiamo bene e apportiamo qualche tipo di valore agli altri? Allora stiamo andando bene: non complichiamo ulteriormente. Non ci sono scopi o missioni migliori o peggiori. Tutto ha un ruolo importante nell'organismo universale.

Pensa al tuo corpo fisico: i tuoi capelli, la tua pelle, le tue unghie, lo stomaco, l'intestino, la bocca... tutto ha una funzione necessaria e complementare per il tutto. Quando una parte non è al suo "massimo rendimento", per esempio, l'intero corpo soffre in una certa misura. È importante e benefico che ciascuna delle parti (ciascuna delle cellule, se vuoi...) funzioni bene e sia in buona salute. Tutti gli organismi, che sono completamente integrati per parti, funzionano allo stesso modo. E' così per il tuo corpo, l'universo, le aziende...

Nelle aziende, ognuno dei suoi membri è importante; ognuno gioca un ruolo cruciale in modo che la totalità funzioni perfettamente. Sia chi pulisce l'ufficio sia chi decide in che cosa investire i soldi dell'azienda, tutti stanno svolgendo la loro necessaria e preziosa funzione per il tutto. In questi organismi, le persone possono cambiare la propria funzione a vantaggio dell'intera azienda.

Nel grande organismo universale succede la stessa cosa: tutti noi abbiamo il nostro ruolo (la nostra particolare missione), ma questo può anche cambiare, come nelle aziende... Normalmente è per il meglio, e non perché "siamo promossi", ma perché l'universo è sempre in continuo cambiamento e cambiare è buono per definizione: c'è sempre evoluzione. Il bello, inoltre, del processo di un possibile cambiamento di uno scopo a un altro è che <u>tu sei quello che lo sceglie</u> (lo scopri o lo ricordi...)

Cosa intendo con tutto questo? Intendo dire che il tuo scopo o missione non deve essere necessariamente diventare un leader riconosciuto e influente nel mondo. Potresti esserlo e ti onorerebbe come persona, ovviamente. Ma potrebbe anche essere che il tuo scopo fosse quello di prendersi cura della tua famiglia, di essere un meccanico o un falegname dedicato, di essere un venditore responsabile che i clienti facciano buoni acquisti, un avvocato che promuove la giustizia in questo piano, un promotore che costruisce case pratiche e belle per il piacere degli altri... Non importa la funzione: importa, insisto ancora, quello che ti fa sentire bene e che lo fai con dedizione per impattare positivamente la persona o le persone che tocchi (metaforicamente parlando) con il tuo lavoro: questo significa portare valore agli altri. **Sentirsi bene è un segno del nostro amore per noi stessi e apportare valore è un segno del nostro amore incondizionato per gli altri.**

Mio padre lavorò come macellaio praticamente per tutta la sua vita. Aveva un suo negozio e gli andava molto bene. Recentemente durante un pranzo in famiglia, ci ha detto che si impegnava a dare un ottimo servizio e ottimi prodotti ai suoi clienti, indipendentemente dalla loro origine. A volte le persone intorno a noi possono sorprenderci a causa della grande saggezza che hanno e del loro spettacolare sviluppo personale e spirituale. Non c'è bisogno di leggere questo o altri libri per raggiungere grandi verità ed essere in grado di integrarle nel nostra quotidianità; la realtà è che tutta la conoscenza è già dentro di noi. Mio padre, infatti, era concentrato sul <u>desiderio di servire il mondo</u> attraverso il suo particolare lavoro di macellaio ed era <u>consapevole dell'unicità di ognuno</u> nel suo trattamento del singolo cliente. Sicuramente non saprebbe rispondermi oggi, se glielo chiedessi, qual è "il suo scopo nella vita". Ma, che importanza ha questo alla fin fine? Ha saputo metterlo in pratica... Non sa nemmeno, sono convinta, che cosa sia "l'unicità" di tutti... ma lo ha comunque interiorizzato e, alla fine, questa è la cosa più importante. I concetti di crescita personale e spirituale sono inutili se rimangono idee astratte. Ti sorprenderai di vedere intorno a te esempi ed esempi di casi simili a quelli di mio padre: persone che hanno esercitato o esercitano il loro scopo di vita nel benessere, anche se non sanno di cosa stai parlando se gli chiedi quale sia la loro missione di vita... lo fanno e basta e questo è tutto. Cerchiamo anche di imparare un po' da questi esempi: le cose a volte sono più facili e più naturali di quanto pensiamo. Né dobbiamo biasimarci se abbiamo bisogno, a differenza di quelle persone, di portare avanti un processo di crescita più consapevole... ognuno prende la sua strada.

Un altro aspetto importante da affrontare è la questione del denaro e la sua connessione con lo scopo della vita... Il denaro è un'energia necessaria ai nostri giorni, non per ciò che significa in sé, ma per ciò che può permetterci di creare nelle nostre vite attraverso il suo scambio. Il denaro riflette in termini generali l'abbondanza materiale; ma l'abbondanza materiale è una manifestazione della nostra abbondanza interiore, che già abbiamo dentro di noi, ma che possiamo attivare o meno all'esterno. Come lo attiviamo? Semplice:

riconoscendo la nostra essenza abbondante, amare ed espandere l'amore da noi stessi agli altri... In realtà, torniamo al punto di partenza di questo libro: la via verso l'abbondanza esteriore è il nostro lavoro interiore, la nostra trasformazione.

Quando ti trasformi, conosci te stesso, ti ami e ti concentri nel contribuire al mondo, l'abbondanza arriva. Quando ti concentri sul fare soldi senza professare l'amore per te stesso o cercare il bene migliore delle altre persone, di solito il denaro non arriva o lo fa in modo incoerente. Il modo più semplice, quindi, per la tua abbondanza è sviluppare lo scopo che hai in questo particolare momento. Fallo con la tua massima fiducia e intenzione, con tutta la tua dedizione, sentiti bene e l'universo farà da specchio della tua essenza.

L'abbondanza arriverà a te nella stessa misura in cui ti ami e contribuisci al mondo. In uno dei capitoli all'inizio ti ho detto che io stessa avevo una convinzione radicata nella mia infanzia in materia di denaro. Pensavo che il guadagno si ottenesse in proporzione al lavoro e allo sforzo. Nel mio processo di trasformazione e grazie ai miei diversi insegnanti, ho capito che questa convinzione non solo non era corretta, ma che averla nel mio essere non mi permetteva di "amare me stessa" e, quindi, l'abbondanza non arrivava. Una volta che ho iniziato a cambiare le mie convinzioni e mi sono concentrata sul servire il mondo, creando e lasciando la mia eredità per il bene di tutti, le cose hanno cominciato semplicemente a verificarsi in modo naturale: le sincronicità hanno cominciato a manifestarsi.

L'abbondanza arriva in proporzione, come ho detto sopra, al tuo amore per te stesso e al tuo contributo al mondo. A ben vedere, le persone con prosperità finanziaria, i ricchi, nonostante i pregiudizi che potremmo aver installato nel nostro subconscio, contribuiscono di più al mondo. Questo è un dato di fatto perché possono semplicemente farlo avendo più risorse. Ma forse è il dilemma dell'uovo e della gallina. Cosa è venuto prima... l'uovo o la gallina? I ricchi sono ricchi perché contribuiscono di più al mondo o contribuiscono di più al mondo perché sono ricchi e hanno più risorse? In un universo interconnesso, tutto è necessariamente la causa e l'effetto di tutto: in realtà è un paradosso... All'atto pratico, come contribuisci al mondo in grandi proporzioni se in questo momento non hai disponibilità? **Il mio suggerimento è di provare a contribuire con la più grande volontà al mondo** (con la tua migliore disposizione, dedizione, onestà e integrità), **che tocchi il maggior numero possibile di persone con il tuo lavoro ed espandi quando puoi** (in ogni situazione che possa sorgere) **amore incondizionato**: rispettare, perdonare, ringraziare... **Non dimenticare neanche di amare te stesso**: se non stai bene o non ti consideri degno di qualcosa, non ti arriverà.

Un altro tema importante di questa intera equazione della missione di vita è quello di non essere ossessionati dalla "forma". Cosa intendo con questo? A volte ci su una <u>forma</u> particolare (non sul valore) con cui vogliamo contribuire al mondo. La forma non è importante; Il valore fondamentale che vogliamo espandere non è nemmeno importante: **ciò che è veramente importante è l'intenzione e la volontà di servire dietro quel valore e in questo modo.**

Juan Andrés, mio marito, ha sempre espresso il

desiderio di creare un qualche tipo di business e, in un certo senso, era frustrato perché non sapeva come inventarsi quella grande idea da mettere in pratica e con la quale pensava di sentirsi più realizzato. Mano a mano che esploravo tutte le informazioni di auto-conoscenza e realizzazione, mi sono resa conto che si stava concentrando sull'aspetto sbagliato. La forma, che in questo caso era avere una propria attività, non dovrebbe essere al centro dell'attenzione.

È chiaro che avere una propria attività può dare più libertà e più abbondanza, ma quella particolare forma senza passione, un servizio o un sogno chiaro con cui ci identifichiamo e che contribuisce al mondo in un bene superiore, lasciando un'eredità, non sarà in grado di manifestare risultati positivi nella nostra vita. Pertanto, al momento gli, ho raccomandato di lasciare da parte il focus del business e concentrarsi su ciò che porta benessere e valore al mondo. Se il modo di realizzare di tale scopo o quella missione era all'interno di una società, di un'istituzione pubblica, di un'azienda familiare, di un'impresa propria o della stessa casa, che importanza aveva? Alla fine, quello che siamo in grado di dare all'universo è ciò che possiamo aspettarci da esso, indipendentemente dalla forma. È la legge del dare e del ricevere di cui parla Deepak Chopra.

Juan Andrés è ora concentrato sull'aggiungere valore al mondo attraverso il suo lavoro e come genitore, mentre gioca un ruolo attivo nella ricerca di appartamenti che possono essere utilizzati per affitti a lungo termine nella nostra zona. A volte, le cose sono più vicine di quanto pensiamo e solo quando siamo in grado di togliere la gravità, rilassarci e, in qualche modo, accettare e arrenderci alle circostanze, le circostanze semplicemente diventano diverse: è il soggetto della nostra prospettiva, che si espande semplicemente, da una parte, e la nostra vibrazione, dall'altra, che si intensifica e che ci porta senza difficoltà ciò che risuona con noi.

Ma, e se a questo punto non sapessi ancora qual è il tuo scopo? Oltre a seguire la linea del tuo benessere e valore per il mondo, **c'è qualcos'altro che puoi fare**?

Puoi credere in te stesso come un essere straordinario che, progressivamente o inaspettatamente, sentirà la guida, la chiarezza e la sincronicità necessarie per riconoscere la musica particolare che è venuto a suonare nella sua vita. Convinciti che lascerai la tua meravigliosa eredità nel mondo a beneficio di tutti. Tutti noi contribuiamo con qualcosa di unico e il nostro contributo crea necessariamente un posto migliore. Non limitarti a pensare che il tuo dono o il tuo servizio al mondo debba assumere una determinata forma.

Medita e rifletti durante la meditazione per ricevere chi sei e cosa vuole il tuo bambino interiore. La meditazione si connette con chi sei in sostanza e, quindi, è un modo efficace per connettersi con il tuo scopo.

Arriva così ai tuoi meravigliosi risultati: al tuo successo. Senti la tua pace interiore. Sii te stesso: accetta te stesso e ama te stesso. Espandi l'amore per gli altri e usa le chiavi spirituali. Crea la tua vita e mantieniti in movimento. Goditi la vita e contribuisci al mondo. In questo consisteva allinearsi con l'universo: sperimentare la tua trasformazione, il benessere e il successo. Il successo si manifesterà non solo nella realizzazione del tuo scopo, ma anche nello sviluppo in positivo delle tue relazioni e della tua salute.

Grazie per aver accompagnato me e voi stessi in questo viaggio di crescita.

CONSIDERAZIONI FINALI

Ricorda che **i problemi e le sfide della tua vita piantano in te semi di trasformazione** e che, quindi, sono benevoli per natura. Coltiva il seme della trasformazione in modo che si manifesti in cambiamenti positivi nella tua vita.

Secondo la piramide di apprendimento di Cody Blair, il modo più efficace per imparare è "fare". Per questo motivo, voglio invitarti a interiorizzare, ma soprattutto a **mettere in pratica, per quanto possibile, tutte queste informazioni**. La mia intenzione in ogni momento è stata quella di esporre il più chiaramente possibile tutte le ispirazioni, le informazioni e gli strumenti che io stessa ho usato nel mio processo di trasformazione. Leggi il libro almeno un'altra volta, ripassa quello che ho messo in grassetto o sottolineato per te o concentrati sulle parti specifiche su cui devi lavorare in prima battuta. Rifletti su cosa vuoi fare con tutto questo e quali potrebbero essere i tuoi prossimi passi.

Sviluppa il passpartout delle abitudini e **stabilisci una routine quotidiana per il tuo bene più grande**. Applica gli strumenti al tuo amore, benessere e successo: medita, entra in contatto con la natura, visualizza i tuoi sogni (su un tabellone o nella tua mente), ricerca il tuo benessere fin dal mattino e conferma le tue nuove credenze, pratica la gratitudine e Il perdono, lasciati ispirare da letture e video, dai priorità alle tue azioni (stabilisci i tuoi obiettivi quotidiani), celebra i tuoi piccoli successi... Insomma, metti in pratica tutto ciò che vibra in risonanza con te.

Non cercare scuse. Tutti portiamo con noi un bagaglio: alcuni più pesanti e altri più leggeri, ma sempre un bagaglio. Il nostro passato, le nostre perdite, le nostre sfide o i nostri problemi non sono scuse per non prendere le redini della nostra vita. Abbandona la paura, quella paura che ti paralizza e ti limita, perché ricorda che non c'è nulla da temere: nel peggiore dei casi, vivrai un'esperienza di apprendimento. Non accontentarti semplicemente di esistere; non camminare in punta di piedi per tutta la vita. **Permettiti di VIVERE.**

"Sei nato con le ali.
Perché preferisci strisciare attraverso la vita?"
Rumi

Vivi il tuo processo di trasformazione. In questa guida ho tracciato linee guida e stadi di cambiamento, ma la più grande verità è che tutto è personale e relativo. La tua trasformazione può passare per stadi in cui puoi vivere in modo più segmentato o sperimentare in modo sincronico, e quindi magari non si conformano completamente a ciò che ho descritto in questo libro. Sii aperto per vivere il tuo processo unico. La realtà è che tutto nel processo di trasformazione aiuta, integra, completa e favorisce tutto: il cambiamento è come un insieme olistico.

Goditi il viaggio della tua vita. Mettiti in condizioni di godere assolutamente tutto ciò che entra nella tua vita, perché per quanto piccolo o insignificante possa sembrarti, tutto è stato concepito dall'intelligenza universale per il tuo benessere. Cerca di circondarti attivamente di tutto ciò che ti fa sentire bene: persone, attività ed esperienze che ti danno gioia e pace.

Ricorda di sognare in grande in coerenza con il tuo essere (siamo venuti a sperimentare la nostra massima grandezza e amore). **Ricorda anche di contribuire al mondo in qualche modo e distaccarti**, alla fine della formula, da un risultato specifico nella tua richiesta o sogno: "Tutto arriva in modo perfetto e armonioso per me e per tutti".

Non credere a me quando dico che la tua trasformazione creerà benessere e successo nella tua vita. Applica tecniche e concetti, esplora, sperimenta e trova le tue risposte. Passa attraverso il filtro del tuo essere, approfitta di tutto ciò che può essere utile per te e sii te stesso. Non devi essere d'accordo con me su tutto: prendi e lascia, come con tutto nella vita.

Sono convinta, tuttavia, che tu abbia trovato molte cose con cui sarai d'accordo con me e che penserai persino di aver già ragionato o pensato altre cose per conto tuo, ad un certo punto... In effetti, <u>molte di queste cose le sapevi già</u>. Le conoscevi perché tutta la conoscenza, così come tutta l'abbondanza, è già dentro di te. È dentro di te e dentro tutti noi. Lo è sempre stata. Perciò, sviluppa l'abitudine di ascoltare la tua voce interiore, la voce che, senza dubbio, ti comunica grandi verità.

Ricorda anche che **non puoi cambiare nessuno**, ma puoi solo cambiare te stesso. Non cambierai il tuo partner, i tuoi colleghi o la tua famiglia perché solo loro hanno potere su se stessi. Ognuno porta avanti il proprio processo e cambia solo quando è pronto per cambiare. Non li cambi, li accetti e quindi cambi te stesso; con il tuo cambiamento e nella tua trasformazione svilupperai la prospettiva per apprezzare la più grande verità delle cose e manifesterai persone e circostanze in accordo con te.

"Ieri ero intelligente
è per questo che volevo cambiare il mondo.
Oggi sono saggio
è per questo che sto cambiando me stesso" RUMI

Ciò che puoi fare per gli altri è espandere l'amore: iniziare con l'amore per te stesso e, da lì, per gli altri. Predica anche con l'esempio. Mostra con il tuo esempio che il più grande risultato è essere se stessi e consente al resto di avere l'opportunità di provare, investigare, esplorare, creare e prendere le proprie decisioni. **Lascia che gli altri siano se stessi**.

Se hai trovato dei valori in questo libro, potresti comunque contribuire ad espandere il tuo messaggio per la crescita di tutti:

* Puoi commentare cosa pensi del libro

* Potresti parlarne con i tuoi amici o persino usarlo come idea regalo

Non puoi cambiare nessuno, ma **puoi piantare il germe di trasformazione e potenziamento in altre persone, proprio come io ho provato a farlo con te**. Sarà loro decisione scegliere di prestare le cure necessarie a quel seme in modo che da esso possa nascere la loro trasformazione o meno. Lascialo nelle mani di ciascuno di loro

Per il tuo benessere e quello degli altri,
Elena

RINGRAZIAMENTI

A questo punto, vorrei ringraziare tutti coloro che mi hanno nutrito, incoraggiato e sostenuto nella preparazione di questo libro perché senza quella perfetta combinazione di elementi e supporto non sarebbe mai stato possibile.

Nel mio recente percorso di trasformazione, ho molti maestri che mi hanno ispirato con tutto ciò che hanno trasmesso nei loro libri, corsi, conferenze e video. Alcuni sono già deceduti, ma la loro eredità, prima e dopo la loro morte, ha avuto un impatto meraviglioso sulla mia vita e quindi su questo libro: Wayne Dyer e Louise L. Hay, tra i principali, ma anche Earl Nightingale, Neville Goddard e Conny Méndez. Molti altri autori e docenti hanno influenzato la mia vita per sempre e provo una profonda gratitudine nei loro confronti: Peggy McColl, Bob Proctor, Mary Morrisey, Deepak Chopra, Marianne Williamson, Rhonda Byrne, Gregg Braden, T. Harv Eker, Joe Vitale, Eckhart Tolle, Mabel Katz e Eric Pearl. A livello locale, voglio ringraziare anche il mio Maestro di Reiki, Javier Guerrero, per sorgere e ispirarmi nel momento e nel modo preciso. Non voglio indicare una bibliografia definita perché l'ispirazione che ho tratto da loro è venuta attraverso una combinazione di media (video, email, libri, corsi...) e non sempre in spagnolo, ma ti incoraggio a studiarli e a nutrirti direttamente delle loro meravigliose opere.

Nel mio viaggio come professionista indipendente, ringrazio anche i maestri specializzati nel marketing di cui mi sono nutrita attraverso video, e-mail e persino corsi in alcuni casi: Roberto Gamboa e Franck Scipion, principalmente.

Per quanto riguarda la mia trasformazione personale, devo ringraziare la scuola per la quale ho lavorato per quasi nove anni. Grazie a tutta la comunità: bambini, genitori, colleghi e dirigenti, per tutto ciò che ho appreso nel corso degli anni in cui ho lavorato lì e che è servito senza dubbio come base per quello che sono oggi. E grazie alla scuola per avermi lasciato andare... A volte quello che pensiamo è che il nostro più grande problema finisce per essere la nostra più grande benedizione. Senza il dolore e lo stimolo ad uscire da lì, non avrei potuto sperimentare il mio particolare processo di trasformazione. Grazie alle persone che ho lasciato andare e grazie alle persone che si sono aggiunte alla mia vita in tutto questo processo. Grazie agli amici che se ne sono andati e grazie a quelli che si sono consolidati o sono comparsi. Grazie a chi mi sta vicino e forma parte della mia vita: a chi ne fa parte adesso o ne ha fatto parte ad un certo punto nel mio viaggio finora, perché grazie a loro sono arrivata qui e sono ciò che sono. A tutti loro, grazie mille!

Grazie a tutta la mia famiglia, specialmente i miei genitori, i miei fratelli e le mie sorelle. Grazie, mamma, per essere sempre lì a sostenermi, anche se a volte siamo tanto diverse: anche le differenze insegnano e alimentano. Grazie, papà, per il tuo supporto, anche se non hai capito cosa stavo facendo... Grazie, grazie

Grazie, Peggy McColl, per il corso per dare una forma a questo libro. Grazie ai miei quattro grandi lettori zero: Eli, Ago, Bea e Anabel. Grazie di cuore per la vostra onestà, le vostre buone intenzioni, il vostro tempo e il vostro contributo. Grazie, Eli (Miss Eli), specialmente a te per avermi ispirato, con il tuo esempio come autrice, che anche io potevo scrivere e pubblicare. Grazie tutti coloro che hanno collaborato al lancio del mio libro per essere stati aperti e disposti a condividere il mio messaggio. GRAZIE MILLE.

Grazie, Jimena e Javi, per avermi ispirato e avermi dato ogni giorno un motivo per ottenere il meglio da me stessa e non arrendermi; grazie per avermi contagiato con il vostro entusiasmo per la vita e per la vostra travolgente saggezza camuffata da innocenza. Grazie per essere insegnanti tanto bravi!

E, soprattutto, vorrei ringraziare Juan Andrés, mio marito, per il suo sostegno incondizionato durante tutto questo tempo. Grazie per aver creduto in me e nelle mie idee più di quanto non abbia fatto io stessa a volte; grazie per non avermi mai rinfacciato nulla; grazie per avermi dato il tempo di trovare me stessa e grazie per aver sostenuto le mie decisioni anche quando le cose erano difficili. Grazie per essere il mio più grande fan e il mio più grande sostegno. Questo libro è in parte anche una tua creazione, come i nostri figli: non sarebbe stato possibile senza di te. GRAZIE.

E grazie soprattutto a te, lettore. Grazie per avermi reso possibile continuare a imparare mentre strutturavo e formavo questo messaggio per te, perché la realtà è che mentre insegni impari. Infine sembra che Elena, che ha studiato ad un certo punto con l'idea di "insegnare" agli altri, di trasmettere... ha finito per fare proprio quel lavoro, ma in un modo particolare, attraverso un libro. Grazie mille per aver dato ad <u>Allineati con l'universo</u> una possibilità: significa davvero molto per me. E grazie per diffondere il messaggio per la crescita di tutti.

Grazie, grazie, grazie a tutti! Grazie a tutto l'universo.

SU DI ME

Elena del Río è spagnola, nata nell'81, 36 anni all'epoca della prima pubblicazione di questo libro... È laureata in Filologia Spagnola e in Linguistica. Madre di Jimena e Javi, figlia di Salvador e Antonia, sposata con Juan Andres, bruna, magra, occhi castani... Chi sono io?

Fino a poco tempo fa mi identificavo con molti di questi elementi esterni e, è vero, che nel nostro mondo reale questo non si può negare: fanno parte del bagaglio con cui ci muoviamo... ma, penso che la cosa più importante sia ciò che siamo in sostanza, ciò a cui arriviamo con il nostro processo di auto-conoscenza e elevazione di coscienza... e, quindi, chi sono io?

Sono una persona che ha vissuto un processo di trasformazione personale e spirituale motivato da un problema, una sfida o un fallimento (come vogliamo chiamarlo) e che sente che la sua missione, almeno in questo particolare momento del suo viaggio, è trasmettere al mondo cosa che ha imparato per il bene più grande di tutti attraverso questo libro.

Qual è stato il mio problema, la mia sfida o il mio fallimento? Il mio primo problema era trovarmi limitata, frustrata e stressata da un lavoro in cui non trovavo una giustificazione razionale o emotiva, oltre il puro aspetto della sicurezza materiale: salario e benefici da contratto. Il mio secondo problema fu che, di fronte a questo, presi la decisione volontaria di andarmene, perdendo tutto ciò che avevo raggiunto nella mia vita lavorativa fino ad allora e senza un piano reale B. Il mio terzo problema fu che le iniziative imprenditoriali ebbero ben pochi risultati nell'anno successivo e mezzo.

Ma la più grande verità è che i problemi (fallimenti o sfide) portano sempre dentro di sé il germe di opportunità. **La vera opportunità è stata la mia trasformazione**: conoscere me stessa, rinascere, reinventarmi e prendere la libertà e il controllo della mia vita. Così, da quelle avversità, è emersa la migliore versione di me stessa, che ora è determinata a creare un cambiamento positivo nel mondo, espandendo l'empowerment del nostro stesso essere.

La mitologia greca parla della fenice come di quel leggendario uccello che propizia la propria morte, quindi risorge, più potente, dalle proprie ceneri. Questa è forse la metafora più opportuna per ciò che riguarda la nostra trasformazione: essere in grado di lasciar andare parte di ciò che siamo per creare una nuova versione più prospera di noi stessi.

Ma cosa c'entra tutto questo con te? Perché hai letto questo libro? Spero che ti serva come ispirazione e guida per la tua trasformazione. I tuoi problemi, i tuoi fallimenti o le tue sfide non devono essere uguali ai miei, e neppure il tuo processo di cambiamento. Tuttavia, ci sono messaggi potenti alla nostra essenza e al nostro potenziale, nonché sulle tecniche e gli strumenti che possiamo usare, che sono convinta vi assisteranno durante il vostro viaggio e saranno di vostro beneficio: la mia intenzione è stata quella di trasmetterli qui nel modo più semplice e utile possibile.

Perché un libro? Per la maggior parte della sua preparazione ho pensato che IO avevo scelto l'idea di scrivere un libro... Man mano che avanzavo nel processo e in particolare nell'ultima parte, mi resi conto del fatto che era stato il contrario. Si dice che i nostri figli sono quelli che realmente decidono di nascere da noi (non noi che abbiamo deciso di dar loro la vita) e che, quindi, nonostante tutte le difficoltà, quando un'anima è determinata a incarnarsi sulla Terra con due genitori in particolare, tutte le possibili sincronicità facilitano il processo. Durante tutto il processo di scrittura di questo libro, mi sono resa conto che il libro era determinato a nascere da me e per questo sua creazione non smetteva di girarmi intorno da più di un anno. Perché dico questo? Perchè la facilità e il sostegno che ho incontrato durante la creazione, l'organizzazione e la scrittura delle sue idee è stato inimmaginabile. Ora, in prospettiva, mi sorprendo e sono lieta di vedere quanto tutto sia andato bene.

Spero che anche la tua percezione dall'altra parte sia positiva. Grazie ancora per aver dato una possibilità al mio libro e per avermi fatto da guida.

Ricordate, però, che alla fin fine si tratta di te, non di me: si tratta di come questo fa bene a te e ti trasforma. Spero nel mio cuore di averti ispirato per il tuo miglior bene.

La tua recensione e i tuoi consigli fanno la differenza

Le recensioni e i consigli sono fondamentali per il successo di qualunque autore. Se ti è piaciuto questo libro scrivi una breve recensione, bastano davvero poche righe, e parla ai tuoi amici di ciò che hai letto. Aiuterai l'autore a creare nuove storie e permetterai ad altri di divertirsi come hai fatto tu.

Il tuo sostegno è importante!

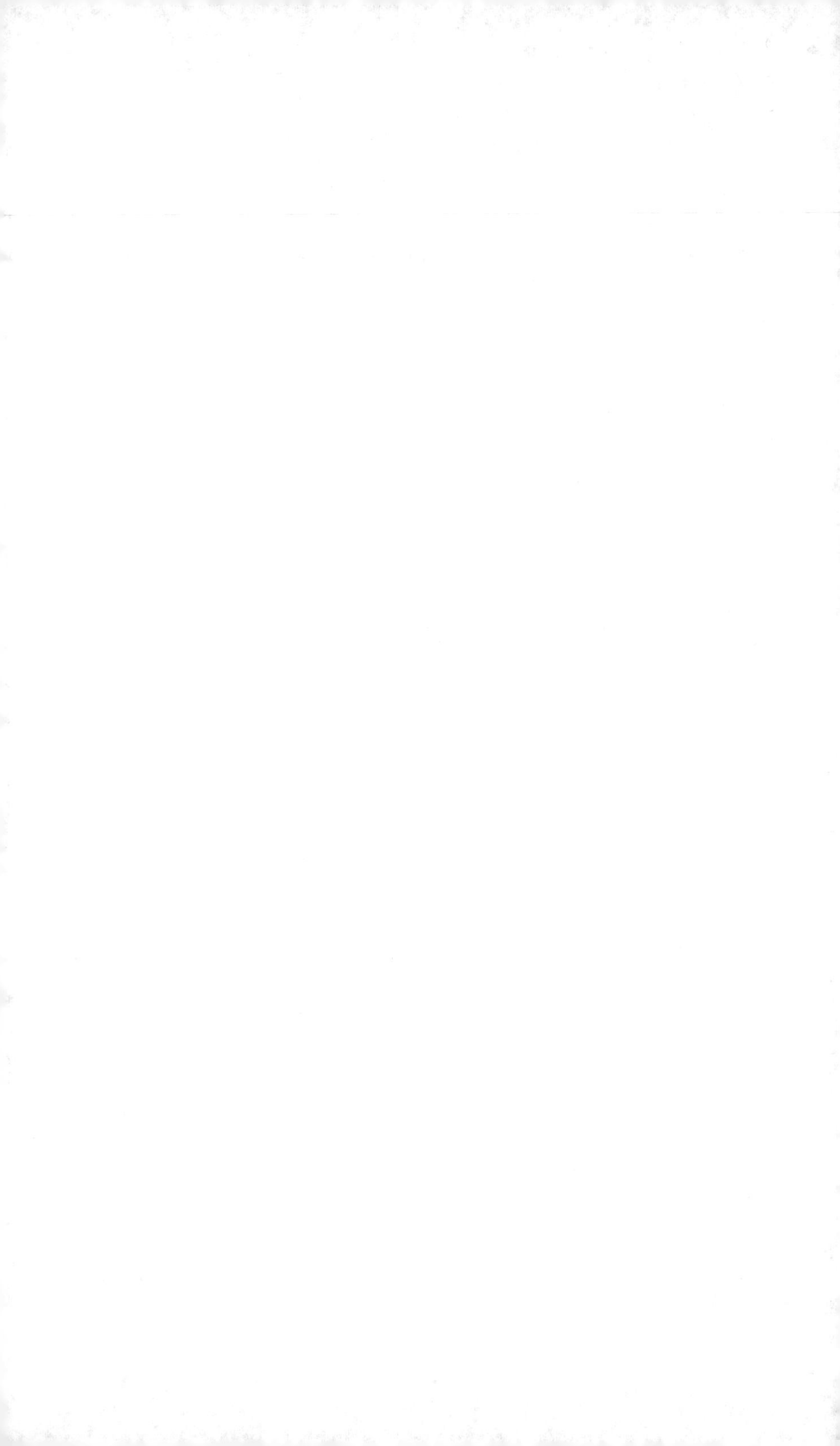